Maren Schneider

Heilende Meditationen

Hilfe bei Erschöpfung, Schmerzen und chronischen Erkrankungen

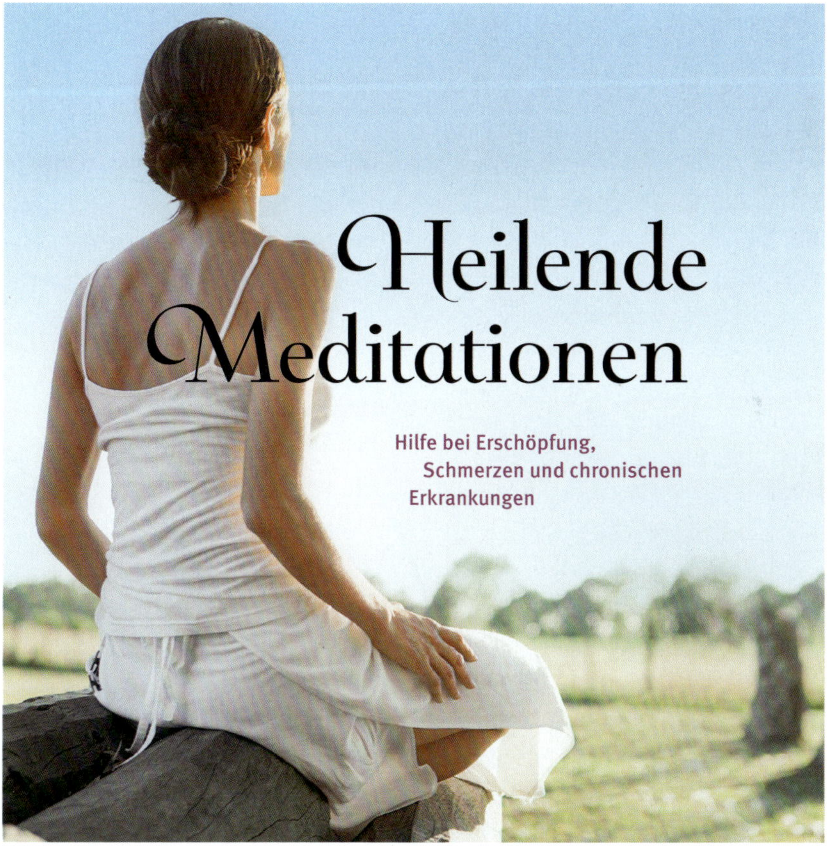

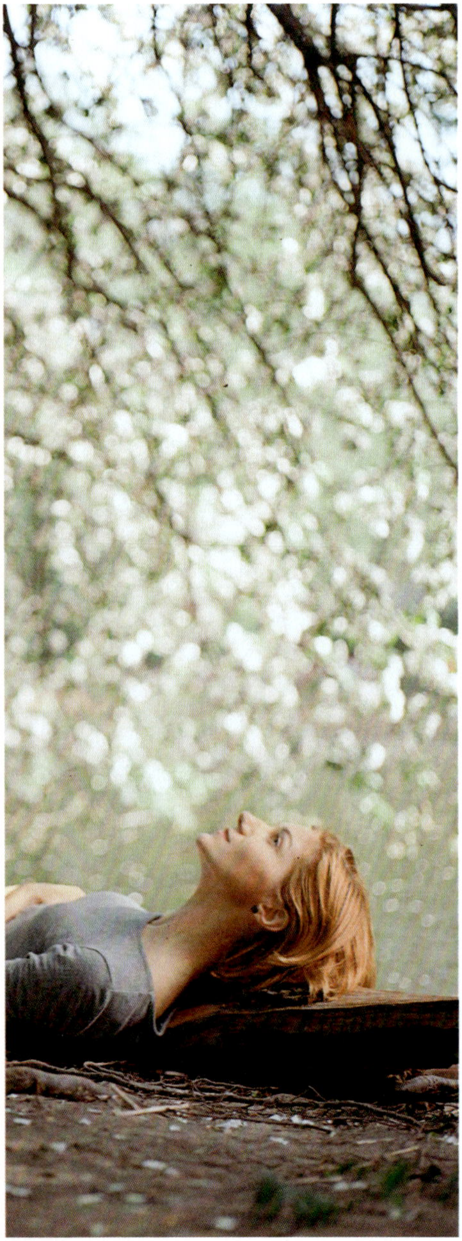

Die Heilkräfte der Meditation

Den Weg bereiten – durch Achtsamkeit & Mitgefühl

Annehmen, was ist – durch Akzeptanz

Meditationen der inneren Fülle

Zum Nachschlagen

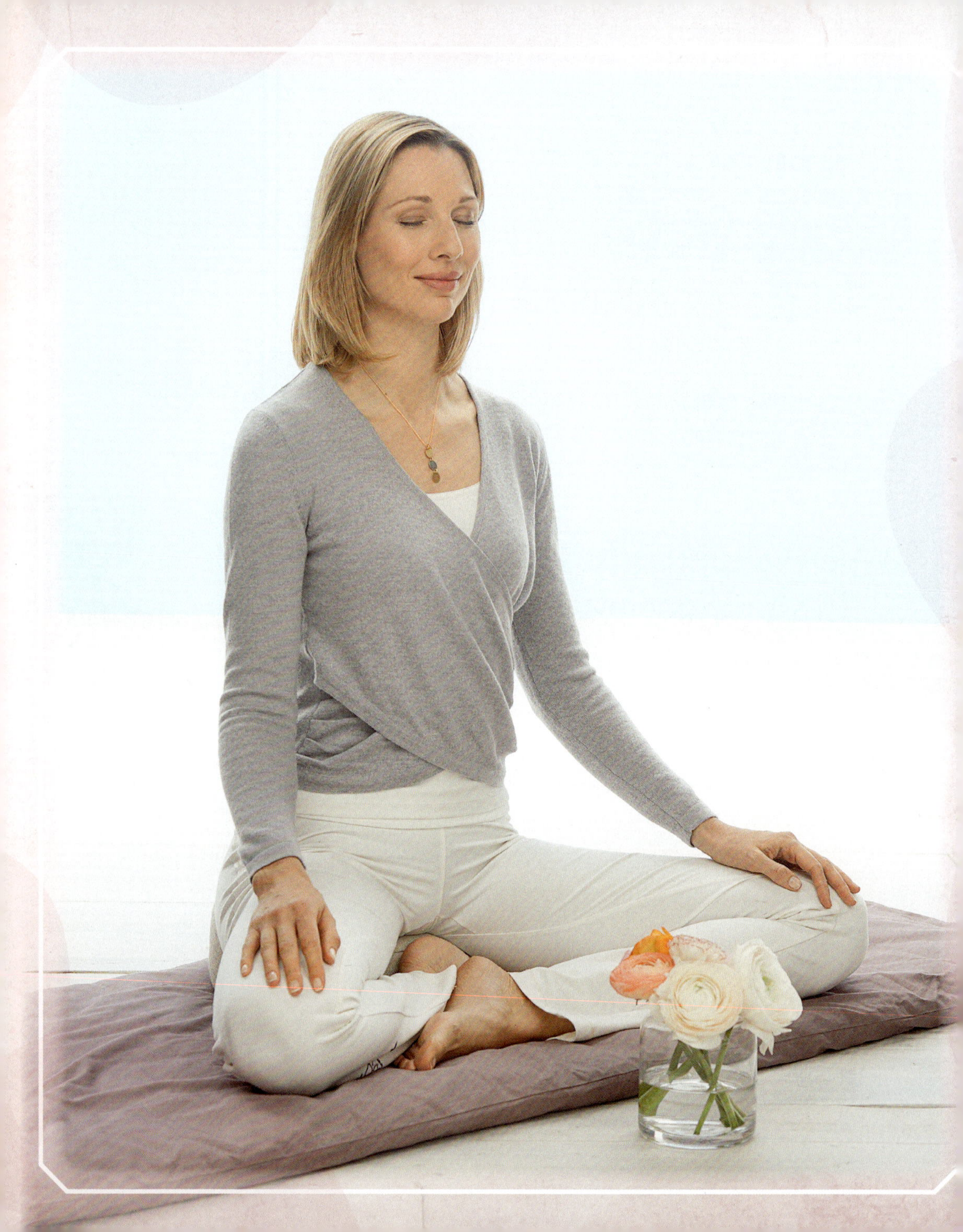

Die Heilkräfte der Meditation

Im Umgang mit Schmerzen und chronischen Erkrankungen haben Achtsamkeits- und Mitgefühlsmeditationen nachweisliche regenerierende und ausgleichende Wirkungen auf Körper, Geist und Seele, sodass diese immer häufiger von Medizinern und Therapeuten als Ergänzung zur herkömmlichen Heilbehandlung empfohlen werden. Regelmäßig durchgeführt kann Meditation die Selbstheilungskräfte unterstützen und Ihnen helfen, gelassener mit Krankheit und Schmerzen umzugehen, mehr Lebensfreude zu entwickeln, fürsorglicher mit sich umzugehen und dadurch wieder mehr Lebensqualität zu erlangen.

Sie sind mehr als Ihr Schmerz

Was immer geschehen ist, wie auch immer Sie sich fühlen, Sie sind mehr als Ihre Erkrankung, Ihr körperlicher und seelischer Schmerz oder Ihre Erschöpfung. Sie sind ein Mensch mit einem großen natürlichen Selbstheilungspotenzial, das sich wunderbar aktivieren und stärken lässt.

Meditation kann Ihnen dabei helfen. Wenn Sie zu diesem Buch gegriffen haben, ist Ihre Situation wahrscheinlich gerade nicht einfach. Vielleicht leiden Sie schon länger an Schmerzen, haben mit chronischen Erkrankungen zu tun, sind erschöpft und suchen nach konkreten Möglichkeiten, sich in Ihrem ganz persönlichen Heilprozess zu unterstützen.

Schmerz kann zermürben

Krankheiten und Schmerzen können das ganze bisherige Leben über den Haufen werfen. Vielleicht hat sich Ihr Äußeres verändert, Ihr Wesen, Ihre Beziehung, Ihre Familie und Ihr Arbeitsleben sowie Ihr Tagesablauf, Ihre Vitalität, Ihre Lebenslust – ja einfach alles, was Ihnen wichtig ist. Möglicherweise sind Sie nicht mehr so leistungsfähig, fröhlich und zuversichtlich, wie Sie es vor der Erkrankung waren. Das kann ganz schön traurig und auch wütend machen. Insbesondere wenn manche Mitmenschen Sie so gar nicht verstehen können. Vielleicht gehören Sie auch zu den Menschen, die sich dafür schämen, das Leben und Ihren Körper vermeintlich nicht mehr »im Griff« zu haben, fühlen sich »beschädigt« und nicht mehr »vollwertig«, sind wütend und eifersüchtig auf die, die ein Leben ohne Schmerz oder Krankheit führen – und verurteilen sich gleichzeitig wegen dieser Gedanken. Jeder Mensch geht anders mit so einer Situation um. Während die einen sich nach außen eine heitere Gelassenheit bewahren und möglichst lange eine perfekte Fassade aufrechterhalten, begegnen andere der Situation mit innerer oder äußerer Härte, (Selbst-)Kritik oder erbittertem Kampf. Wieder andere fühlen sich völlig überfordert, reagieren mit Angst, ja sogar Panik oder werden depressiv. Wie auch immer Sie reagieren, es ist zutiefst menschlich und natürlich. Doch verstärken solche Verhaltensweisen die körperliche, seelische und psychische Belastung und erschöpfen zunehmend. Gleichzeitig kann es sein, dass Sie das Gefühl haben, sich nicht genug anzustrengen: nicht genügend für Ihre Genesung zu tun, um wieder perfekt zu funktionieren. Das trifft besonders auf Menschen zu, für die Leistung immer wichtig war.

Nehmen Sie sich liebevoll an

Gerne wird den Betroffenen geraten, dass sie kämpfen und sich bloß nicht hängen lassen sollen, was zusätzlich unter Druck setzt. Ratschläge dieser Art werden Sie in diesem Buch nicht finden, denn ich bin mir sicher, dass Sie bereits viel ausprobiert und für Ihre Heilung getan haben. Vielmehr möchte ich Ihnen Mut machen, sich so anzunehmen, wie Sie sind, und vom »Müssen« und »Sollen« wegzukommen.

Geben Sie sich die Erlaubnis, einfach zu sein und sich Zeit und Raum zu nehmen, damit Ihr Körper und Ihre Seele wieder genesen können. Je mehr Sie sich ärgern oder je härter Sie an Ihrer Heilung arbeiten, desto schwieriger hat es Ihr Immunsystem. Meist sind wir selbst unsere strengsten Richter. Doch nicht Kampf und Härte führen zum Ziel, sondern Achtsamkeit und Sanftheit mit sich selbst. Diese gilt es zu kultivieren. Mit der Zeit werden Sie lernen, sich selbst »zuzuhören« und Ihren tatsächlichen Bedürfnissen auf die Spur zu kommen. Geben Sie sich die Erlaubnis, wieder für sich selbst da zu sein und zu sorgen, statt irgendetwas zu erfüllen, von dem Sie glauben, dass andere es von Ihnen erwarten.

An dieser Stelle möchte ich Ihnen von mir erzählen: Vor vielen Jahren litt ich unter einem massiven Burnout-Syndrom. Ich war zutiefst schockiert und frustriert, als ich erkennen musste, dass ich mit eisernem Willen und preußischer Disziplin – mit denen ich bis dahin immer alles erreichen und regeln konnte – nicht mehr weiterkam. Im Gegenteil: Ich hatte mich genau damit vollkommen überfordert und meine Kräfte aufgebraucht. Erschreckenderweise verweigerten mein Körper und meine Seele sich in einem Maß, auf das ich keinen Einfluss mehr hatte. Die Erschöpfung und die Schmerzen waren so groß, dass ich weder erholsam durchschlafen noch mich schmerzfrei bewegen konnte – an Sport, selbst ganz moderatem, war nicht zu

Was ist Heilung?

Heilung bedeutet, dass Sie Frieden schließen mit sich und Ihrer Situation. »Heil werden« heißt, seinen Körper mit der Seele wieder zu bewohnen, sich vollkommen zu fühlen, wie auch immer die Situation ist. Sich heil zu fühlen, bedeutet jedoch leider nicht in jedem Fall die vollkommene Genesung und Wiederherstellung.

denken. Um überhaupt gehen zu können, und dann auch nur ganz langsam, brauchte ich Nordic-Walking-Stöcke. Für mich, die trainierte Sportlerin, war das sehr frustrierend. Immer wieder versuchte ich mich durchzubeißen. Doch je mehr ich mich anstrengte und versuchte, mich zusammenzureißen, mich über mich selbst ärgerte und mich beschimpfte, umso schlimmer wurde alles. Mein Körper zwang mich einfach zur Ruhe: Sobald ich mehr von ihm verlangte, als er gerade vermochte, verhärteten sich meine Muskeln, und es ging gar nichts mehr.

Doch plötzlich, in einem Moment der hilflosen schmerzvollen Bewegungslosigkeit, erlebte ich erstmals, dass nicht Härte und Zusammenreißen, sondern Innehalten, bedingungsloses Annehmen und sanft mit mir zu sein, wesentlich heilsamer waren. Immer, wenn ich mich dem überließ, was gerade geschah, mich hingab und abwartete, lösten sich die Spannungen in meinem Körper. Das erkannte ich jedoch nicht sofort. Es war ein längerer Prozess. Je mehr ich mir erlaubte, so zu sein, wie ich gerade war, fiel eine Last von mir ab. Ich hatte also bisher mehr von mir gefordert, als ich an Kraft besaß. Ich war erschöpft. Ich brauchte Ruhe. Mit der Zeit lernte ich, meine Bedürfnisse zu erkennen und angemessen für mich zu sorgen. Ich hörte langsam damit auf, mich unter Druck zu setzen und fertigzumachen. Schließlich lernte ich, zu mir und meinem erschöpften Körper zu stehen und mich trotz meiner Erschöpfung als wertvoller Mensch zu fühlen.

Vielleicht sind Sie gerade an einem ähnlichen Punkt angekommen, sind müde vom Kämpfen und spüren, dass Sie so nicht weiterkommen. Vielleicht kennen auch Sie die Sehnsucht danach, angenommen zu werden, so, wie Sie sind, die Sehnsucht nach Sanftheit, Geborgenheit und Ruhe. Ich möchte Sie von ganzem Herzen darin bestärken, innezuhalten und sich Raum zu geben, um zu erspüren, was Sie wirklich brauchen. Auf diesem Weg möchte ich Sie friedlich, freundlich und liebevoll begleiten. Die Meditationen und Hinweise in diesem Buch werden Sie darin unterstützen.

Ihre Gedanken haben Macht

Sicher kennen Sie das: Durch negative Gedanken können wir uns ganz schön runterziehen. Vielleicht befürchten Sie schon die nächste Schmerzattacke, obwohl Sie gerade beschwerdefrei sind, oder malen sich aus, wie Ihr Leben zukünftig den Bach runtergehen wird – und schon fühlen Sie sich garantiert noch mieser. Alleine durch die Kraft der Gedanken.

Das bedeutet aber auch, dass es umgekehrt ebenso funktioniert. Und tatsächlich: Im Rahmen von Placebostudien konnte eindeutig nachgewiesen werden, dass selbst völlig wirkstofffreie Zuckerpillen, in der Erwartung, dass es sich um hochwirksame Medikamente handelt, bei vielen Probanden zu Linderung oder Gesundung führen. Die Vorstellung alleine hat also Macht und Wirkung.

Da das menschliche Gehirn nicht zwischen Fiktion und Wirklichkeit unterscheiden kann,

Sich bedingungslos annehmen

Wenn Sie beginnen, sich freundlich und wohlwollend so anzunehmen, wie Sie sind, dann öffnet sich in Ihrem Inneren etwas, das jenseits Ihrer Erkrankung, Ihres Schmerzes oder Ihrer Erschöpfung liegt. Sie kommen in Kontakt mit dem, was Sie in Ihrem tiefsten Innern ausmacht. Bedingungslos angenommen zu werden, gehört zu den größten Sehnsüchten des Menschen. Diese Sehnsucht können Sie selbst stillen, indem Sie sich selbst annehmen. Das ist das Liebevollste, Tiefste und Heilendste, was Sie für sich tun können.

reagiert unser Organismus so, als wäre das, was wir uns ausmalen, Realität, und schüttet die dazu passenden Hormone aus.
Genau an diesem Punkt können wir ansetzen: Wir haben zwar nicht immer Einfluss darauf, was uns geschieht, doch wie wir gedanklich damit umgehen, das können wir beeinflussen. Und genau dabei kann die Meditation ganz konkret helfen.

Wie die Meditation Sie dabei unterstützten kann

Meditation wird seit einigen Jahren gerade in chronischen Belastungssituationen ergänzend zu medizinischen und therapeutischen Maßnahmen eingesetzt – meist mit gutem Erfolg. Die Meditation unterstützt nicht nur sanft den Heilungsprozess, indem sie positive Auswirkungen auf das Immunsystem hat, sondern lässt die Patienten auch viele Widrigkeiten leichter ertragen. Wer meditiert, lernt seine Emotionen zu regulieren, Ruhe zu bewahren, gedankliche Aufschaukelungsprozesse (Drama) zu reduzieren und eine fürsorgliche und konstruktive Haltung sich selbst und dem Leben gegenüber einzunehmen. Gerade wenn man schon länger Krankheit, Schmerz oder andere leidvolle Situationen erlebt, die auch psychisch stark belasten, kann man durch die Meditation lernen, Unannehmlichkeiten, stessige Untersuchungen, belastende Lebensveränderungen und Krisen ruhiger und mit weniger Angst durchzustehen.
Mithilfe der Meditation können Sie lernen, sich auf die förderlichen und konstruktiven Anteile in sich selbst zu fokussieren. So kann

die Meditation mit der Zeit mehr und mehr zu einem Anker werden und Ihnen helfen, mit den Veränderungen Ihres Körpers und in Ihrem Leben akzeptierender und friedvoller umzugehen, sich liebevoll zu versorgen und wieder mehr Freude, Klarheit und Lebensqualität zurückzuerlangen.

Gedankenhygiene

Meditation kann Sie dabei unterstützen, die quälenden Negativgedanken zu reduzieren und schießlich ganz abzulegen. Durch regelmäßige Meditation werden Sie lernen, Ihre Aufmerksamkeit willentlich zu lenken und Abstand zu Ihren Gedanken, Bewertungen und Interpretationen zu bekommen, statt sich in ihnen zu verstricken. Sie lernen, Ihre »selbstinszenierten« Dramen zu befrieden, und dadurch gelassener auf herausfordernde Situationen zu reagieren. Sie können wieder an der realen Gegenwart teilnehmen, statt sich in Fantasien darüber, was alles sein könnte, zu verlieren. Das hilft, ruhig zu bleiben und angemessen mit schwierigen Situationen und Anforderungen umzugehen.
Indem Sie freundliche, konstruktive und liebevolle Gedanken stärken, können diese Sie heilsam unterstützen. Das kann sogar zur Verbesserung Ihres Gesundheitszustands führen, weil Ihr Immunsystem sich wieder erholt und Ihren Körper in seinen Heilungsprozessen unterstützt. Vor allem im letzten Kapitel dieses Buchs widme ich mich der heilenden Kraft, die Ihre Gedanken haben, noch einmal sehr intensiv (Seite 66–75).

Finden Sie Ihren persönlichen Weg

Ich möchte Ihnen Mut machen und Sie mit den Übungen in diesem Buch inspirieren, Ihren persönlichen Heilungsweg zu finden. Was auch immer Sie gerade erleben, und auch, wenn Ihre Situation Ihnen gerade hoffnungslos erscheint, probieren Sie die Meditationen in diesem Buch einige Wochen lang aus. Sie können nicht verlieren, sondern nur gewinnen, denn Sie werden lernen:

- mit Ihren Gedanken pfleglich umzugehen,
- Ihr Stresssystem zu befrieden,
- liebevoller mit sich umzugehen,
- Ihre Situation zu akzeptieren,
- sich achtsam und liebevoll um Ihre Bedürfnissen zu kümmern,
- wieder Glück zu erleben,
- sich selbst Aufmerksamkeit und Zeit zu schenken,
- sich zu beruhigen und zu zentrieren,
- Ihre Gedanken heilsam zu nutzen.

Dies zu kultivieren, setzt ein wenig Geduld und regelmäßiges Üben voraus. Doch dieser Einsatz wird sich bestimmt lohnen!

Warum ich mir sicher bin, dass es funktionieren kann

Seit mittlerweile 14 Jahren begleite ich Menschen mit schweren, teilweise lebenseinschränkenden oder lebensverkürzenden Erkrankungen, aber auch Patienten nach unglücklich

verlaufenen Operationen, mit Burnout-Syndrom, Autoimmun- oder Schmerzerkrankungen und diversen anderen die Lebensqualität negativ beeinflussenden Situationen. Kaum einer von ihnen hatte vor, Meditieren zu lernen. Doch ist es sehr beeindruckend, die Erfahrungen und die Verbesserungen im Leben dieser Menschen mitzuerleben.
Ich bin keine Wissenschaftlerin. Bevor ich mich mit den wissenschaftlichen Studien über die Wirksamkeit von Meditation auseinandergesetzt habe, hatte ich am eigenen Leib bereits erfahren, was Meditation mit einem Menschen macht, dessen Leben und Gesundheit sich gerade massiv verschlechtert hatte. Ich konnte zusehen, wie meine innere Dramaqueen sich beruhigte, wie ich aufhörte, mich in unerträglicher, völlig sinnloser Wut gegen alles aufzulehnen, wie ich ruhiger wurde, meine Kraftlosigkeit auszuhalten begann und die Lücken im Schmerz, meiner Wut und meinen Gedanken erkennen lernte. Außerdem lernte ich mehr und mehr den Augenblick zu genießen, pfleglicher mit mir umzugehen, mich emotional zu beruhigen und auch mal innezuhalten, statt dauernd im gestreckten Galopp durchs Leben zu jagen.
Zu erkennen, dass ich meinen Gefühlen nicht mehr hilflos ausgeliefert bin, wenn ich das Zusammenspiel meiner Gedanken und meiner Emotionen und ihre Auswirkungen auf meinen Körper verstehe, hat mir große Freiheit und Erleichterung geschenkt. Ich bin nicht meine Gedanken! Ich bin nicht meine Emotionen! Genauso wenig bin ich Schmerz, Kummer oder Erkrankung! Ich bin – mehr als das! All diese Erfahrungen können Sie ebenfalls machen. Hirnscans und wissenschaftliche Untersuchungen von Meditierenden sind hilfreich, damit auch die Skeptiker schwarz auf weiß sehen können, dass es offensichtlich funktioniert. Doch die Erfahrung ist das wirklich Wertvolle. Da ich auf nunmehr 20 Jahre eigene Übungserfahrung zurückblicke, kann ich wirklich aus tiefster Überzeugung sagen: Meditation funktioniert, wenn man sich wirklich darauf einlässt!

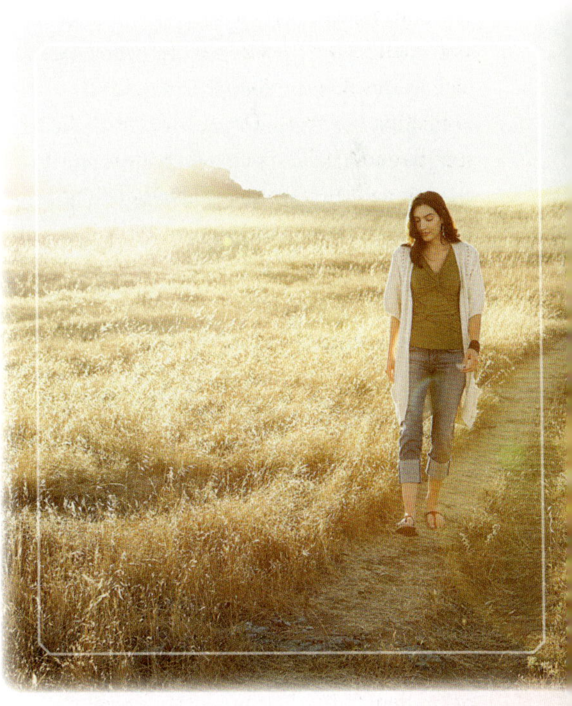

Finden Sie Ihren ganz persönlichen Weg zu innerer Harmonie und Akzeptanz mit dem, was ist.

Was Meditation bewirken kann

Meditation kann ein Weg sein, mit sich und dem Leben wieder Freundschaft zu schließen und auf eine bestimmte Art zu gesunden. Sie hilft Ihnen, Klarheit in Ihre Gedanken zu bringen, Achtsamkeit und liebevolle Güte zu kultivieren und Ihre Selbstheilungskräfte zu aktivieren.

Was ist Meditation?

Die meisten meditativen Techniken sind schon Jahrtausende alt und entstanden im Kontext von spirituellen Traditionen. In neuerer Zeit wurden im Rahmen psychologischer und medizinischer Anwendung Meditationsanleitungen entwickelt, die gänzlich ohne spirituellen Bezug auskommen und lediglich auf psychologischer Basis unterrichtet werden. Sie widmen sich spezifischen Einsatzfeldern wie

- chronischen Erkrankungen und / oder Schmerzen,
- der Depressionsprophylaxe und
- der Stressreduktion.

Die Meditation kann als eine Art geistiges Training betrachtet werden, bei dem Sie sich darin üben, hilfreiche Eigenschaften wie Gelassenheit, Geduld, Dankbarkeit, Aufmerksamkeit, Konzentration und Mitgefühl zu kultivieren. Diese Tugenden können Ihnen erfahrungsgemäß dabei helfen, mit schwierigen Situationen leichter klarzukommen, die Nerven zu behalten, wenn es mal heftig wird, und angemessen mit Schmerzen, Erkrankungen und Lebenskrisen umzugehen.

Worum es im Kern geht

Egal, ob Sie etwas visualisieren oder sich auf Ihren Atem konzentrieren, es geht bei der Heilmeditation darum zu erkennen, wie Sie sich selbst in Stress versetzen, und zu lernen, damit aufzuhören oder es zumindest abzuschwächen – und zwar direkt am Ursprung. Dieser Ursprung ist weniger in Ihrem Körper oder den Geschehnissen im Außen zu finden, sondern in Ihren Gedanken: in Ihrem alles beeinflussenden Kopfkino und Ihren Bewertungen dessen, was geschieht (Seite 37).
Alle Übungen in diesem Buch sind rein psychologisch ausgerichtete Meditationen ohne religiösen Inhalt. Sie finden sich in ähnlicher Form in wissenschaftlich fundierten und bestens erforschten Übungsprogrammen wie MBSR *(Mindfulness-based Stress Reduction – Stressbewältigung durch Achtsamkeit)* und

MBCT *(Mindfulness-based Cognitive Therapy – Achtsamkeitsbasierte Kognitive Therapie)*, die zur Rückfallprophylaxe bei wiederkehrenden Depressionen eingesetzt werden. Alle diese Programme haben eine gemeinsame Wurzel: den Buddhismus – in dem es grundlegend darum geht, einen gelasseneren und leidfreieren Umgang mit den unvermeidlichen schmerzvollen Ereignissen des Lebens wie Verlust, Alter, Krankheit und Tod zu finden.

Die Meditationen, die Sie erlernen werden

In diesem Buch werden spezielle Meditationsformen vorgestellt, die im Laufe der Zeit miteinander kombiniert werden können.
Beim **Body-Scan** und in der **Atemmeditation** lernen Sie, sich zu sammeln und zu konzentrieren. Außerdem wird das Zusammenspiel Ihrer Gedanken, Ihrer Gefühle und Ihrer Körperreaktionen ergründet. Vielen Menschen wird im Laufe der Übungen klar, warum sie so reagieren und funktionieren, wie sie es tun. Diese Übungen stehen ganz bewusst am Anfang dieses Buchs, denn mit ihnen schulen Sie die Fähigkeit, Ihren Geist zu beruhigen und sich auf Ihre Situation, aber auch auf die folgenden Meditationen besser einlassen zu können (Seite 34–35 und 38–39).
Mithilfe der **Mitgefühls-** und **Akzeptanzmeditation** können Sie sich in einer annehmenden, mitfühlenden und wohlwollenden Haltung sich selbst, Ihrer Symptomatik oder Erkrankung und dem Leben gegenüber üben (Seite 40–63). Schließlich werden Sie noch einmal bewusst Ihre Gedanken- und Vorstellungskraft nutzen und sich mit einer **Heilmeditation** (Seite 72–73) stärken, **Dankbarkeit** für die vielen kleinen und großen Dinge Ihres Lebens **kultivieren** (Seite 70–71) und die heilsamen wohltuenden Kräfte einer **Naturmeditation** erleben (Seite 75).

Meditation braucht Übung

Die Fähigkeiten, die Sie sich durch Meditation aneignen können, setzen regelmäßiges Üben voraus. Ich vergleiche das gerne mit Fahrradfahren. Sie können noch so viel darüber hören, erst wenn Sie es ausprobieren, erleben Sie, was es bedeutet, das Gleichgewicht zu halten und den Fahrtwind zu genießen. Aller Anfang ist schwer: Man braucht vielleicht Stützräder oder jemanden, der einen festhält. Mit der Zeit gelingt es aber immer besser, das Gleichgewicht zu halten, und bald fühlt man sich sicher, genießt das Fahren und macht vielleicht sogar kleine Kunststückchen.

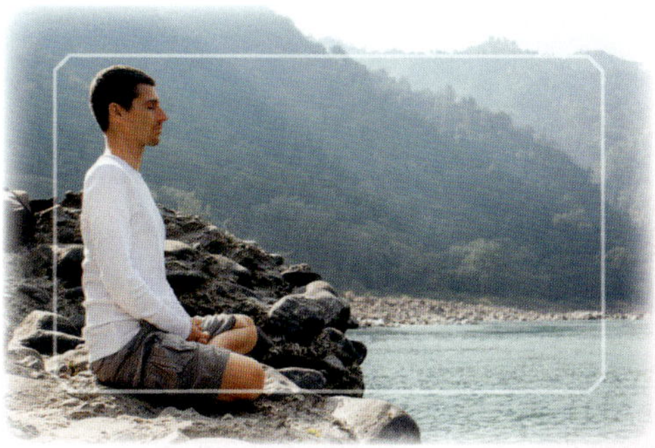

Meditation macht auch den Kopf frei und kann helfen, die Selbstheilungskräfte zu aktivieren.

Um zu meditieren, müssen Sie keine Kunststückchen erlernen, doch es braucht auch hier Unterstützung (etwa durch ein gutes Buch, eine CD oder einen Lehrer aus Fleisch und Blut) sowie eine gewisse Beharrlichkeit, damit sich die heilsamen Auswirkungen der Meditation im Leben, im Geist und im Körper zeigen. Meditation ist kein schnelles Heilmittel. Sie braucht Zeit. Wie lange, kann niemand sagen. Das ist von Mensch zu Mensch unterschiedlich. Zu Beginn wird sich die Wirkung der Meditation nur sehr subtil zeigen. Vielleicht bemerken gute Freunde oder Ihre nächsten Angehörigen, dass Sie ruhiger oder ausgeglichener wirken. Vielleicht erleben Sie aber auch selber, dass Sie sich besser konzentrieren können, sich ausgeglichener fühlen, der Blutdruck niedriger ist als sonst und Schmerzen oder Unwohlsein leichter zu ertragen sind. Doch bitte lauern Sie nicht auf Ergebnisse. Führen Sie die Übungen durch, genießen Sie, dass Sie etwas für sich tun, und lassen Sie der Natur ihren Lauf – mehr nicht. Was immer passiert, Sie haben die Weichen gestellt. Alles Weitere liegt nicht in Ihren Händen.

Mehr Lebensqualität und Gelassenheit gewinnen

Nicht immer ist es möglich, dass eine Erkrankung spurlos an einem vorübergeht. Schmerzen können bleiben, ebenso wie körperliche Einschränkungen. Doch wie wäre es, wenn man sich weniger von ihnen beeindrucken lassen würde? Durch Meditation kann man eine innere Haltung entwickeln, die es möglich macht, mit einer schwierigen Situation angemessen umzugehen.

Meditation macht entspannter

Nur wenige Menschen können sich der gelassenen Haltung des Dalai Lama oder dieser positiven Ausstrahlung von buddhistischen Mönchen entziehen: Ja, Meditation kann glücklich machen! Es ist ein stilles, feines Glück, das auch in emotional belastenden Situationen bestehen bleibt. Es braucht etwas Zeit, bis sich unser Organismus dahingehend verändert, dass wir dies erleben, doch die Forschung bestätigt diesen Effekt.

Meditation wirkt beruhigend auf die Aktivität der Mandelkerne (Amygdalae) im Gehirn. So konnte nachgewiesen werden, dass die überschießende Aktivität der Mandelkerne bei gestressten oder auch sehr ängstlichen Menschen durch Meditation abnimmt. Sobald nämlich etwas als potenzielle Bedrohung identifiziert wird, sorgen die Mandelkerne für die Ausschüttung von Stresshormonen und versetzen den Körper in Alarmbereitschaft.

Je gestresster man ist, desto mehr potenzielle Bedrohung empfindet man – was noch mehr stresst. Und so beginnt ein Aufschaukelungsprozess. Vielleicht kennen Sie das auch: Ist man dauergestresst, tauchen plötzlich noch mehr Probleme und Bedrohungen auf, Situationen, die entspannte Menschen völlig ruhig lassen würden. Wer meditiert, dessen Mandelkerne werden »ausgeglichener« und reagieren nur noch auf offensichtliche Bedrohungen mit einer der Situation angemessenen Stressreaktion. Sicherlich haben auch Sie die Erfahrung gemacht, dass nicht immer alles, was man sich an Negativem ausmalt, tatsächlich so ist und auch (zum Glück) selten so eintrifft.

Grenzen und Voraussetzungen

Meditation kann sehr viel bewirken, sie ist jedoch kein Allheilmittel: Sie kann die Gesetze der Natur nicht überwinden, doch sie befriedet unser Stresssystem und sorgt dafür, dass alles, was in uns durch Stress negativ beeinflusst wird, wieder ausgeglichen wird. Um von der Meditation zu profitieren, sollten Sie

- eine grundlegende Konzentrations- und Merkfähigkeit mitbringen,
- maximal einem mittelgradig empfundenen Belastungslevel unterliegen.

Wichtig!

Behalten Sie bitte alle verordneten Medikamente und therapeutischen Maßnahmen bei. Bitte sprechen Sie mit Ihrem Arzt oder Therapeuten, wenn Sie daran etwas verändern möchten. Meditation ist kein Ersatz für die Diagnose und Behandlung durch einen Arzt oder Heilpraktiker!

Warum? Da das Gehirn unter extremen Stressbelastungen die Aufnahmefähigkeit und damit auch die Lernfähigkeit einschränkt, kann Meditation anfangs nur bis zu einem mittelgradigen Stresslevel erlernt werden. Wenn Sie später geübt sind, steht Ihnen die Fähigkeit auch in stärkeren Belastungssituationen zur Verfügung. Jetzt geht es aber erst einmal darum, dass Sie diese neue Fertigkeit erlernen können, und dafür brauchen Sie ein aufnahmefähiges Gehirn. Ob es dazu in der Lage ist, können Sie leicht an Ihrer aktuellen Merk- und Lesefähigkeit feststellen, und damit haben Sie auch die Information, ob, und wenn ja, wie gut Sie sich konzentrieren können: Sind Sie in der Lage, eine Buchseite zu lesen und den Inhalt auch aufzunehmen? Oder müssen Sie die Sätze dreimal lesen, weil Ihre Aufmerksamkeit permanent abschweift? Oder aber Sie lesen die Sätze einmal, doch der Inhalt erreicht Sie einfach nicht? Es gibt Tage, an denen es einem schwerer fällt, sich zu konzentrieren, als an anderen Tagen. Wenn Sie jedoch grundsätzlich Schwierigkeiten haben, das Gelesene überhaupt aufzunehmen, dann könnte es für Sie momentan schwierig sein, in die Meditation einzusteigen. Denn es ist wichtig, dass Sie verstehen, was und wie Sie am besten üben, damit die Meditationen auch ihren Sinn und Zweck erfüllen können.

Ungeeignet bei akuter Depression!

Auch wenn Meditation häufig dazu genutzt wird, um den Rückfall in eine Depression zu vermeiden: Während einer Depression sollten Sie möglichst NICHT mit dem Meditationstraining beginnen. Es würde wahrscheinlich scheitern, weil Sie sich vielleicht gar nicht konzentrieren können und sich ein starker natürlicher Widerstand gegen die Meditationsübungen in Ihnen regt. Im schlimmsten Fall könnte Sie das sehr frustrieren und die Depression noch verstärken. Deshalb warten Sie dann lieber ab, bis Sie sich wieder stabil fühlen. Auch bei anderen psychischen Erkrankungen sehen Sie bitte davon ab, im Alleingang mit dem Buch zu arbeiten. Sollten Sie unsicher sein, ob die Meditationen in diesem Buch für Sie hilfreich sind, sprechen Sie bitte mit Ihrem behandelnden Arzt oder Therapeuten.

Meditation und Wissenschaft

Da die Meditation Gegenstand der Forschung ist, weiß man heute recht gut, wie und warum sie wirkt. Das schafft allgemeine Akzeptanz. Die **Achtsamkeitsmeditation** (Seite 27–39) hat direkte Auswirkungen auf das Gehirn und seine Arbeitsweise. Sie beeinflusst die Stressempfindung, das Immunsystem und alles, was damit zusammenhängt. Inzwischen sind viele Studien veröffentlicht worden, die sich mit der ganzheitlichen Auswirkung der Achtsamkeitsmeditation befassen. Diese zeigen eindrücklich, dass sich durch regelmäßige Achtsamkeitsmeditation folgende Veränderungen einstellen:

- die Konzentration verbessert sich,
- das Immunsystem regeneriert sich,
- mehr Gelassenheit und Ausgeglichenheit,
- konstruktiver Umgang mit belastenden Emotionen,
- Angst, Niedergeschlagenheit und depressive Phasen nehmen ab,
- Umgang mit Schmerzen verbessert sich,
- Schmerzmittelkonsum nimmt ab,
- der Blutdruck normalisiert sich,
- Reduktion von Magen-Darm-Problemen,
- Besserung des subjektiven Empfindens,
- die Lebensqualität nimmt zu,
- erhöhte Resilienz,
- konstruktiver Umgang mit Gedanken.

Meditation und Schmerz

Studien mit Schmerzpatienten zeigten, dass Probanden, die regelmäßig meditierten, die Fähigkeiten ausbildeten, weniger Erwartungsangst vor Schmerzen zu haben und sich nicht mehr so stark von den Schmerzen einschränken zu lassen. Paul Grossman von der Universität Basel berichtete im Zuge seiner Studie mit Fibromyalgie-Patienten,

- dass diese mithilfe eines Achtsamkeitstrainings lernten, den Schmerz neutraler zu bewerten, und,
- obwohl sich der Schmerz an sich in seiner Intensität nicht veränderte, die Patienten weniger darunter litten und

- gelassener mit weniger Stressempfindungen auf Schmerzreize reagierten.

Hirntraining

Meditation ist eine Art Hirntraining: Ähnlich wie regelmäßiger Sport den Körper fit hält, wirkt sich regelmäßige Meditation positiv auf das Gehirn aus. So konnte nachgewiesen werden, dass sich ein durch das Stresshormon Cortisol angegriffener Bereich des Gehirns, der Hippocampus, durch Meditation wieder regeneriert und neue Zellen entstehen. Dieses Gehirnareal ist besonders bei Menschen in Langzeitstressphasen oder Traumapatienten angegriffen, was zu Konzentrations- und Orientierungsstörungen führen kann und die Lern- sowie Merkfähigkeit einschränkt. Reduziert sich durch regelmäßige Meditation das individuelle Stressempfinden, wird weniger Cortisol ausgeschüttet, was den Hippocampus entlastet (und den gesamten Körper). Durch die Ruhe- und Sammlungsübungen der Meditation kann sich der Hippocampus wieder regenerieren, was mit der Zeit im täglichen Leben durch Verbesserung der Merk- und Lernfähigkeit, Konzentration und Erinnerung spürbar wird. Ob regelmäßige Meditation das Gehirn auch vor alterungsbedingten Abbauprozessen schützen kann, bleibt abzuwarten. Die Forscher sind jedenfalls optimistisch.

Mitgefühl heilt

Seit Neuestem wird auch die Auswirkung der **Mitgefühlsmeditation** (Seite 40–49) erforscht, und die bisherigen Ergebnisse sind sehr ermutigend. So führt die Mitgefühlsmeditation zu ähnlichen Ergebnissen wie die Achtsamkeitsmeditation, fördert jedoch zusätzlich

- einen freundlichen und fürsorglichen Umgang mit sich selbst,
- das Gefühl der Geborgenheit und (Selbst-) Sicherheit – alleine und in der Gruppe,
- reduziert destruktive, selbstausbeuterische/ selbstzerstörerische Prozesse,
- reduziert Stressempfindungen und Stressreaktionen, Depressionen und Angst.

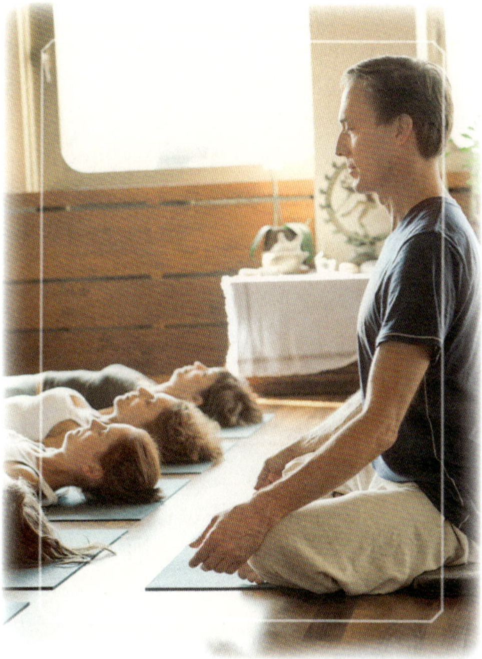

Geführte Meditationen in einer Gruppe von Gleichgesinnten sind eine gute Möglichkeit, seine Praxis zu vertiefen.

Zu Hause meditieren

Meditation ist prinzipiell überall möglich. Sie brauchen sich weder in ein Kloster zurückziehen noch an einen Ort, an dem völlige Stille herrscht. Dank der beiliegenden CD mit den geführten Meditationen können Sie ganz bequem in den eigenen vier Wänden meditieren.

Meditieren mit Buch und CD

In diesem Buch finden Sie bewährte Meditationen, die Ihnen helfen können, Ihre Achtsamkeit und Gelassenheit zu stärken, Ihren Körper bewusster zu spüren und sich durch Ihre Atmung zu sammeln, um aus Grübelschleifen auszusteigen. Sie werden außerdem lernen, durch Meditation sich selbst gegenüber liebevoller und mitfühlender zu werden sowie anzunehmen und zu akzeptieren, was ist. Schließlich werden Sie lernen, Ihre Gedankenkraft und die Natur zu nutzen, um Ihre Selbstheilungskräfte anzuregen.

Ich werde alle Meditationen, ihre Wirkweise sowie ihren wesentlichen Zweck erläutern, sodass Sie wissen, was Sie tun. Meditation ist nichts Geheimnisvolles. Sie unterliegt nachvollziehbaren neurologischen und psychologischen Mechanismen und Wirkweisen. Neben den Erläuterungen finden Sie die gekürzten Texte der einzelnen Meditationen zum Nachlesen im entsprechenden Kapitel. Auf der beiliegenden CD werden die wichtigsten Meditationsanleitungen in voller Länge von mir gesprochen.

Bitte lesen Sie sich jedoch zunächst das Buch durch, bevor Sie mit den Meditationen beginnen. So bekommen Sie einen guten Überblick. Anschließend können Sie dann richtig loslegen und in die intensive Arbeit mit Buch und CD eintauchen: Befassen Sie sich der Reihe nach, ganz in Ruhe, mit den einzelnen Kapiteln und üben Sie die Meditationen – angeleitet durch die entsprechenden Tracks auf der CD oder indem Sie sich vorher die Anleitung durchlesen und sie schrittweise umsetzen.

Wie oft soll man meditieren?

Wenn es Ihnen irgendwie möglich ist, üben Sie die Meditationen täglich oder zumindest jeden zweiten Tag. Versuchen Sie, die Meditation zu einem wichtigen Teil Ihrer täglichen Routine zu machen, so wie das Zähneputzen oder die morgendliche Tasse Kaffee.

Wenn Ihnen das Meditieren vollkommen neu ist oder Sie zwar schon einmal meditiert haben, doch noch recht ungeübt sind, dann

beginnen Sie unbedingt mit den Achtsamkeitsmeditationen (Seite 27–39).
Ich empfehle Ihnen, erst dann mit der nächsten Meditation zu beginnen, wenn Sie die Übungen des vorangegangenen Kapitels ausreichend praktiziert haben. Sie können sich auch gerne mehr Zeit dafür lassen.
Erst durch die beständige Übung wird Ihr Gehirn neue neuronale Vernetzungen ausbilden und Sie darin unterstützen, das Geübte mehr und mehr zu verstehen und umzusetzen. Ich weiß, manchmal wünscht man sich, dass es schneller geht, ist ungeduldig und will dann zu schnell zu viel.
Doch keine Sorge: Sie müssen nicht erst warten, bis Sie die aktuelle Meditation perfekt beherrschen. Es reicht, wenn Sie ein bis zwei Wochen die jeweilige Meditation täglich oder jeden zweiten Tag geübt haben. Dann können Sie weitergehen. So werden Sie über Wochen und Monate mit jeder Meditation Ihre Erfahrungen und Fähigkeiten schrittweise vertiefen.

Gute Bedingungen schaffen

Richten Sie sich einen Meditationsplatz ein, an dem Sie sich wohlfühlen, denn dann können Sie sich wirklich auf sich selbst besinnen und sich entspannen. Meist reicht dafür schon eine gemütliche Ecke.

- Überlegen Sie, wo Sie möglichst ungestört sind und sich geborgen fühlen.
- Wärme und Behaglichkeit sind wichtig; zugige oder fußkalte Orte sind ungeeignet.
- Viele Menschen fühlen sich mit einer Wand im Rücken wohler, als mitten in einem Raum sitzend.

Wenn Sie nicht alleine leben, ist es wichtig, dass Sie diesen Raum während der Meditation für sich haben und nach Ihren Bedürfnissen lüften, heizen und abschließen können. Vielleicht hilft es, wenn Sie ein »Bitte nicht stören«-Schild an die Tür hängen, damit Ihre Lieben wissen, dass Sie nun ungestört sein möchten. Schalten Sie alles, was stören könnte, aus – auch Ihr Handy. Die Meditationszeit ist Ihre Zeit! Der Alltag bleibt jetzt ganz bewusst außen vor.

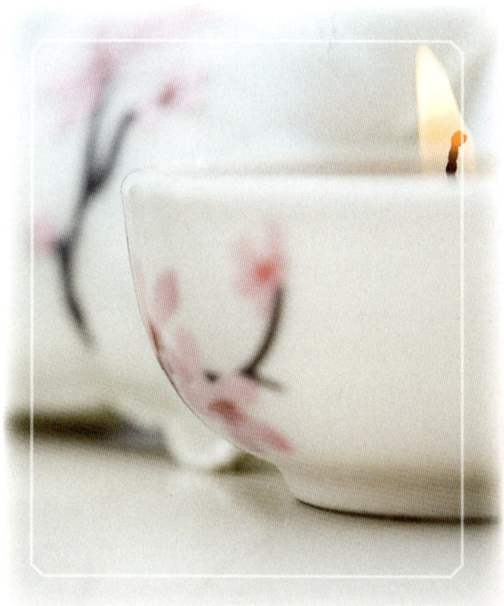

Schaffen Sie sich einen ruhigen und gemütlichen Wohlfühlort für Ihre Meditation.

Sie können die Meditationen auf einem Stuhl oder Sessel oder auf dem Boden mit einem Meditationskissen oder -bänkchen durchführen (Seite 23–25). Sie brauchen dafür nur

- eine gefaltete Decke zum Unterlegen,
- eine Decke zum Umlegen, damit Sie es angenehm warm und kuschelig haben,
- eventuell einen Stuhl oder Sessel mit gerader Rückenlehne und einem Keilkissen auf der Sitzfläche,
- eventuell ein Meditationsbänkchen oder ein Meditationskissen,
- einen CD-Spieler und idealerweise eine Fernbedienung in Griffweite, damit Sie in Ihrer Meditation von der beiliegenden CD begleitet werden können.

Ich persönlich finde es außerdem sehr schön, eine Kerze anzuzünden und mir eine Vase mit ein paar Blumen hinzustellen. Das ist mein Ausdruck für die Wertschätzung, die ich mir selbst, in dieser kostbaren Praxiszeit, entgegenbringe. Das Ritual, vor der Meditation eine Kerze anzuzünden, holt mich raus aus meiner Alltagsbeschäftigung und stimmt mich auf meine Zeit mit mir ein.
Bitte fühlen Sie sich frei, den Ort für Ihre Meditation so zu gestalten, wie es für Sie am angenehmsten ist. Das Wichtigste ist Ihre Behaglichkeit. Dadurch schenken Sie sich Aufmerksamkeit. Ein Wohlfühlort hilft Ihnen zu entspannen und schafft die besten Voraussetzungen, damit Sie gelöst und völlig stressfrei üben können.

Einen besonderen Ort schaffen

Wer möchte, kann sich auch einen kleinen Altar einrichten. Dort wäre beispielsweise Platz für Blumen, eine Kerze und ein Bild von jemandem, der einen sehr inspiriert – etwa der Dalai Lama, eine Marien- oder Buddhastatue oder eine andere Persönlichkeit, mit der Sie etwas verbinden. Diese Bildnisse, Blumen und Kerzen sollen keinesfalls Anbetungsobjekte sein, sondern einfach eine Erinnerungsstütze für das, was Sie durch die Meditation gerne in sich kultivieren möchten. Vielleicht bewundern Sie die freundliche, weise Gelassenheit des Dalai Lama und fühlen sich dadurch inspiriert, auch mit sich selbst liebevoller, freundlicher und gelassener umzugehen.

Eine passende Zeit für die Meditation finden

Außerdem möchte ich Ihnen empfehlen, die für Sie ideale Tageszeit zu finden, in der Sie sich ungestört nur sich selbst und der Meditation widmen können. Bitte achten Sie darauf, dass Sie wach genug sind, um den Anleitungen zu folgen. Schauen Sie sich doch einmal Ihren Tagesablauf an. Zu welchem Zeitpunkt Ihres Tages können Sie die Übungen leicht einfließen lassen?

- Morgens: eine halbe Stunde bevor Ihre Lieben wach werden oder bevor Sie zur Arbeit gehen.
- Vormittags: nachdem Sie schon Ihre ersten Morgenaufgaben erledigt haben und sich einen Moment der Stille gönnen.
- Nachmittags oder am frühen Abend: kurz nachdem Sie nach Hause gekommen sind.
- Abends: zum Abschluss des Tages.

Am einfachsten lassen sich die Meditationen in sogenannten Übergangsmomenten zwischen zwei Tagesaktivitäten einpflegen. Die Meditationspraxis am frühen Morgen kann Ihnen Kraft und Ausrichtung für den ganzen Tag geben. Den Tag mit einer Abendmeditation abzuschließen, lässt Sie zur Ruhe kommen und kann eine ruhige Nacht fördern. Achten Sie jedoch darauf, dass Sie nach der abendlichen Meditation noch gut eine Stunde Zeit haben, damit Ihr Körper schlafbereit wird, denn die Meditationen machen in der Regel ein bisschen wach.

Immer schön wach bleiben

Alle Meditationen in diesem Buch funktionieren nur, wenn Sie dabei wach bleiben. Sollten Sie bereits Trancemeditationen geübt haben, wie eine Traumreise oder Entspannungshypnose, mag Sie das vielleicht überraschen. Die Meditationen in diesem Buch arbeiten mit dem wachen Bewusstsein und nicht mit dem Unbewussten, wie es beispielsweise in der Hypnose der Fall ist.

Jede Tageszeit hat ihre Qualitäten. Es gibt hier keinerlei Einschränkungen oder Vorschriften. Probieren Sie die Übungen beziehungsweise Meditationen einfach mal zu verschiedenen Tageszeiten aus und finden Sie Ihre ganz individuelle Lieblingszeit. Natürlich dürfen Sie auch gerne zweimal am Tag üben: Beginnen Sie beispielsweise den Tag am Morgen meditierend und beschließen Sie ihn am Abend mit einer Meditation.

Planungshilfe nach Typ

Jeder Mensch folgt seinem eigenen Biorhythmus. Idealerweise können Sie Ihre Praxis daran ausrichten. Nicht immer ist dies jedoch möglich. Kompromisse zu machen, gehört daher zur Übungsgestaltung dazu. Finden Sie heraus, welcher Praxistyp Sie sind.

Bei Ihnen läuft's besser nach Plan

Sind Sie ein Mensch, dem es ohne einen genauen Zeitplan schwerfällt, den Dingen des Tages nachzukommen? Brauchen Sie Planungssicherheit, und müssen Sie Ihre Termine und Aufgaben sehen? Dann sollten Sie die Zeiten zum Meditieren fest in Ihren Terminkalender eintragen. Nutzen Sie beispielsweise die Erinnerungsfunktion Ihres Smartphones und dokumentieren Sie, wie lange und was Sie geübt haben.

Sie mögen's spontan

Sollten Sie schon beim Lesen der vorangegangenen Empfehlung Enge und Widerwillen verspüren, dann sind Sie möglicherweise eher der flexible Typ. Für Sie ist es wahrscheinlich viel hilfreicher, sich einfach nur vorzunehmen, zu einer passenden Gelegenheit im Tagesablauf zu meditieren. Sie handhaben Ihre Termine lieber flexibel, statt sich Druck zu machen.

Sie sind der Mischtyp

Gehören Sie zu den Menschen, die häufig mal vergessen, sich auch etwas Zeit für sich selbst zu nehmen, hilft Ihnen möglicherweise eine Mischung aus den beiden Herangehensweisen: Wählen Sie dann einen festen Zeitpunkt aus und üben Sie sich darin, jeden Tag zur gleichen Zeit Ihre Meditation durchzuführen, verzichten Sie jedoch darauf, alles zu dokumentieren oder in den Kalender zu schreiben.
Eines ist klar: Es wird sich erst etwas verändern, wenn Sie ein wenig Einsatz in die Richtung, in die Sie sich verändern wollen, investieren. Ohne geht es nicht. Es braucht Ihr Commitment, Ihr Versprechen an sich selbst und Disziplin. Ohne ein Quäntchen liebevoller Disziplin und Übungskontinuität geht es leider nicht.

Meditationshaltungen

Finden Sie eine Position zum Meditieren, in der Sie sich wohlfühlen und möglichst bequem, schmerzfrei (oder ohne zusätzliche Schmerzen) sitzen können. Im Folgenden stelle ich Ihnen verschiedene Varianten vor. Wenn keine davon funktionieren sollte oder Sie das Bett hüten müssen, dann können Sie selbstverständlich auch liegen.

Die traditionellen Varianten

Traditionellerweise wird die Meditation im Sitzen auf dem Boden ausgeführt. Das Meditationskissen ist eine gute Wahl, wenn es Ihnen leichtfällt, mit verschränkten Beinen zu sitzen. Durch das Kissen wird das Gesäß etwas erhöht: Das hilft, anstrengungslos aufrecht zu sitzen. Ihr Kissen sollte etwa so hoch sein wie zwei übereinandergelegte Fäuste.
Alternativ können Sie auch auf einem Meditationsbänkchen sitzen. Vor allem für Menschen mit Knie- oder Hüftproblemen, die keinen Schneidersitz einnehmen können, sind die Bänkchen eine gute Alternative.

Sitzmöglichkeiten

Machen Sie es sich ruhig so bequem und einfach wie möglich. Erleichtern Sie sich das aufrechte Sitzen, indem Sie sich auspolstern: Legen Sie sich dazu beispielsweise noch eine zusätzliche gefaltete Decke auf ihre Sitzgelegenheit. So sitzen Sie höher. Wenn Sie sich Kissen unter die Knie legen, können Sie Ihre Gelenke entlasten.

Wenn der Rücken schmerzt

Wenn Sie es einmal gar nicht schaffen, schmerzfrei und entspannt gerade zu sitzen, dann setzen Sie sich so nah an eine Wand oder die Lehne eines Stuhls, dass Sie ein festes Kissen zwischen Wand oder Stuhllehne und Ihrem Lendenwirbelbereich klemmen können. So wird der untere Rücken gestützt, und das aufrechte Sitzen fällt leichter. Den Oberkörper lehnen Sie nicht an, damit er beweglich bleibt und Sie frei atmen können.

Das Meditationskissen

Setzen Sie sich auf Ihr Kissen und rutschen Sie mit Ihrem Gesäß in Richtung Kante des Kissens. So kippt das Becken etwas nach vorn, und Ihr Oberkörper kann sich aus dem Becken heraus, ohne Muskelkraft, in natürlicher S-Form aufrichten. Wählen Sie für die Beine eine Position, die Sie leicht und schmerzfrei

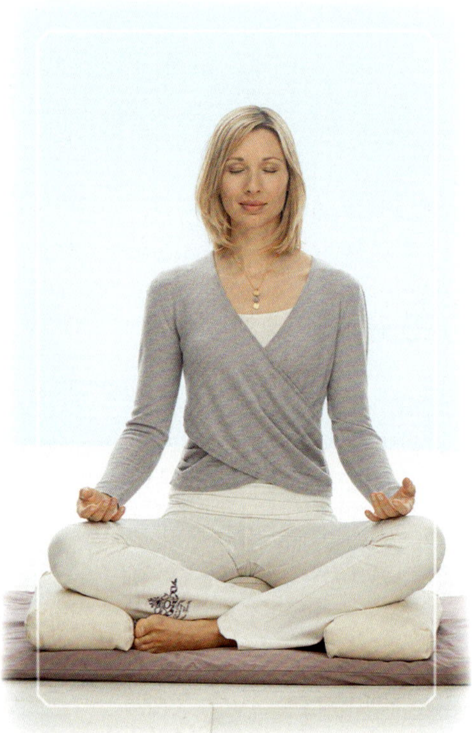

Beim Schneidersitz können Kissen unter den Knien sehr hilfreich sein.

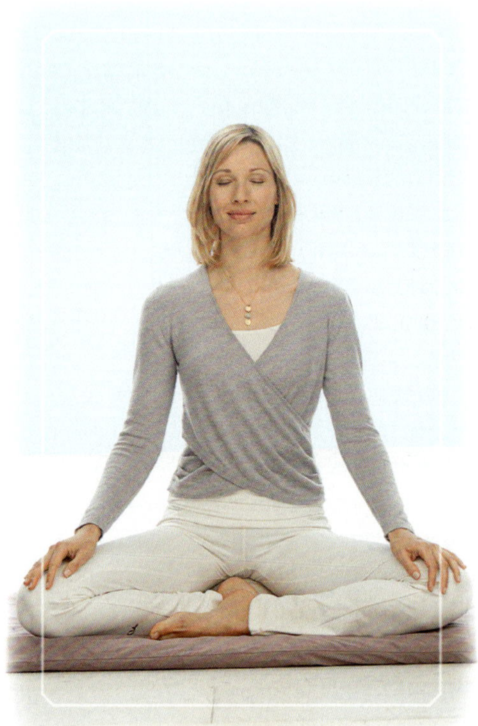

Beim burmesischen Sitz liegt ein Unterschenkel vor dem anderen.

einnehmen können, also entweder den einfachen Schneidersitz, den burmesischen Sitz, den halben oder den ganzen Lotussitz. Auch wenn es Ihnen vielleicht verlockend erscheint, die Beine im ganzen Lotussitz zu »verknoten«, ist diese Position für die meisten Menschen in unseren Breitengraden eher schwierig einzunehmen. Belasten Sie Ihre Knie und Hüften nicht unnötig, sondern finden Sie eine Meditationshaltung, die Ihnen wirklich entspricht.

Das Meditationsbänkchen

Knien Sie sich zunächst auf eine Matte am Boden, stellen Sie das Meditationsbänkchen über Ihre Unterschenkel und setzen Sie sich dann darauf.
Die Sitzfläche des Meditationsbänkchens ist leicht nach vorn geneigt, sodass Sie das Becken automatisch kippen. So wird die Aufrichtung Ihrer Wirbelsäule unterstützt, und Sie können bequemer auch längere Zeit verweilen.

Meditieren auf einem Stuhl

Sollte es Ihnen schwerfallen, auf dem Boden oder niedrig zu sitzen, können Sie genauso gut auch auf einem Hocker oder Stuhl meditieren. Auf die Sitzfläche können Sie sich zur Unterstützung zusätzlich ein Keilkissen legen, um es besser in aufrechter Meditationshaltung aushalten zu können.

Wenn Sie auf einem Stuhl meditieren möchten, dann setzen Sie sich auf die vordere Hälfte der Sitzfläche, die Beine ungefähr im rechten Winkel gebeugt. Zwischen den Knien bleibt gut eine Handbreit Platz. Die Füße stehen parallel zueinander, und die Fußsohlen haben vollständigen Bodenkontakt. Sie können Ihre Füße zusätzlich auf ein Kissen stellen. Das empfinden viele Teilnehmer meiner Kurse als sehr angenehm.

Die Wahl der Sitzposition ist Ihre ganz persönliche Entscheidung. Wichtig ist nur, dass Sie sich wohlfühlen. Es kann durchaus sein, dass Sie an einem Tag den Schneidersitz bevorzugen und an einem anderen lieber auf dem Stuhl oder mit dem Sitzbänkchen meditieren.

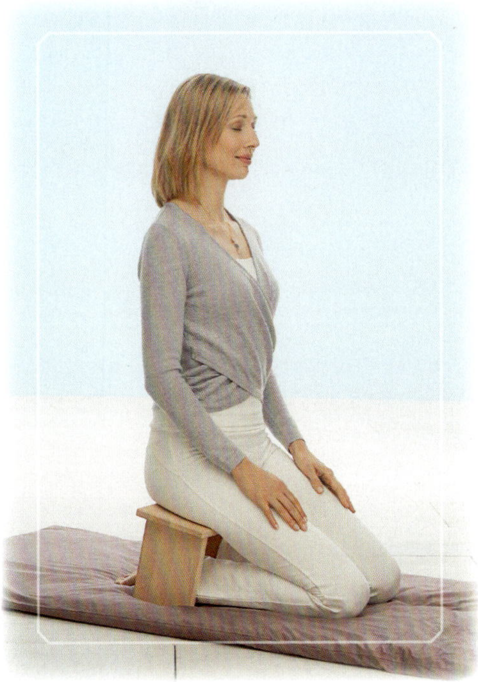

Wer Knie- oder Hüftprobleme hat, kann mit einem Meditationsbänkchen länger sitzen.

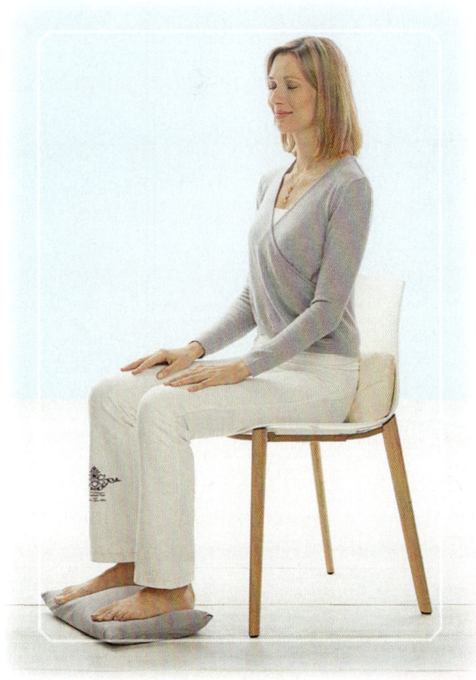

Auch auf einem Stuhl und mit einem Kissen unter den Füßen lässt es sich entspannt sitzen.

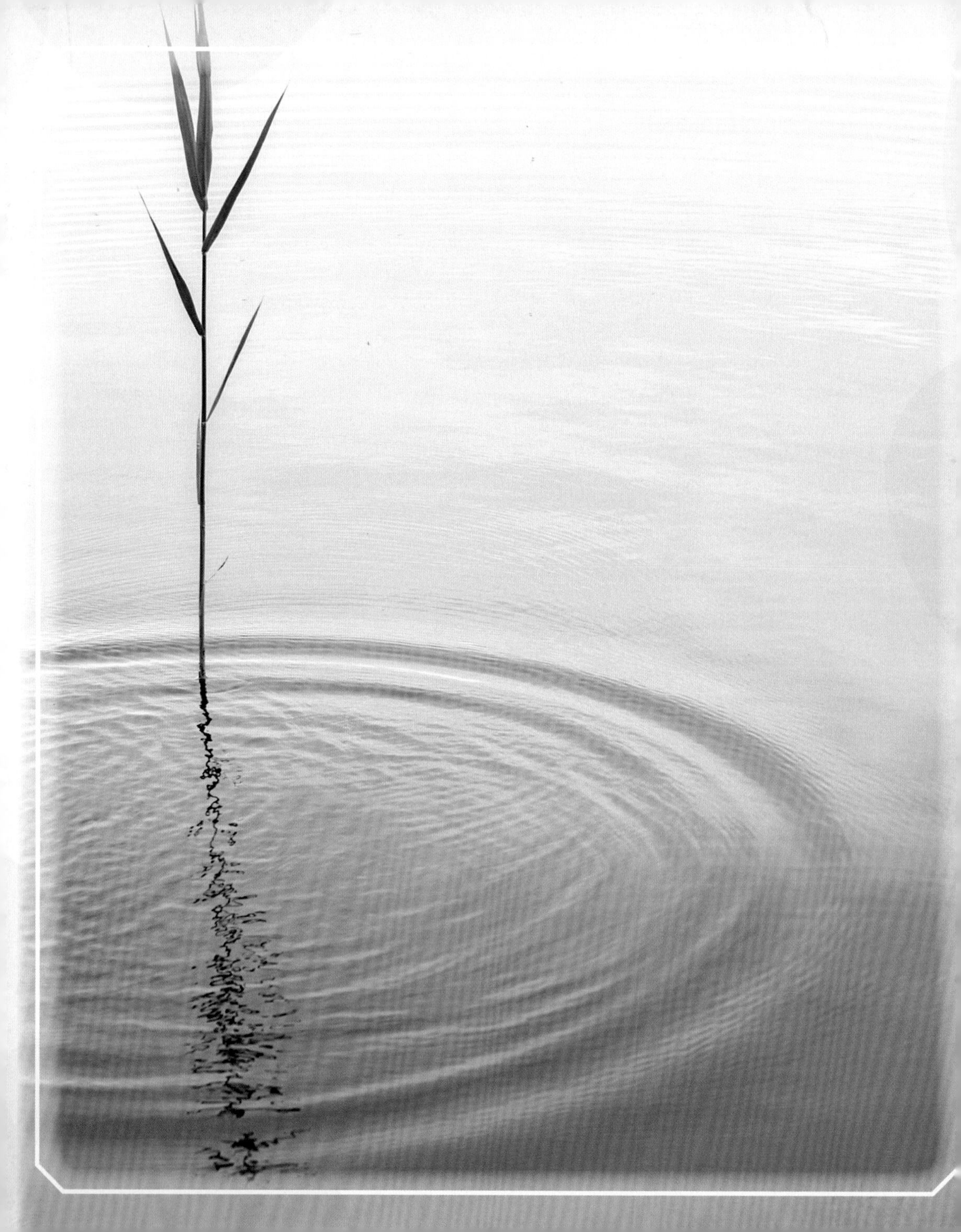

Den Weg bereiten – durch Achtsamkeit & Mitgefühl

Achtsamkeit und Mitgefühlsmeditationen sind sanfte und dennoch kraftvolle Techniken, um zu sich zu finden. Genießen Sie die wohltuende Kraft der Stille. Lernen Sie wieder im Hier und Jetzt zu verweilen. Lassen Sie Ihren Körper und Ihren Atem die Anker im Strom Ihrer Gedanken sein. Wecken Sie die sanfte Kraft Ihres mitfühlenden Herzens und die transformierende Kraft Ihrer Gedanken. Heilung ist das, was geschieht, wenn Sie beginnen, sich auf sich selbst einzulassen, und mit ganzem Herzen wieder bei sich ankommen.

Ankommen im Jetzt – durch Achtsamkeit

Achtsamkeit ist die Kunst, präsent zu sein, jeden Moment bewusst, wach und offen zu erleben, ohne sich in den Geschehnissen zu verstricken oder sich von ihnen vereinnahmen zu lassen. Mithilfe der Achtsamkeitsmeditation lernen Sie diese Fähigkeit zu kultivieren.

Warum Achtsamkeit?

Gerade wenn man krank ist oder unter Einschränkungen leidet, die einen dazu zwingen, ein ganz anderes Leben zu führen als bisher, kann die Achtsamkeit einen dabei unterstützen, mit der Situation bewusst und angemessen umzugehen. Sie hilft, Ruhe zu bewahren, schöne Momente wieder wahrzunehmen und mit schwierigen Momenten besser klarzukommen. Achtsamkeit kann Ihnen dabei helfen:

- Ihr Grübelkarussell anzuhalten,
- Ihr Stressempfinden auf ein angemessenes Maß zu reduzieren,
- den Körper und seine hilfreichen Signale wahrzunehmen und lesen zu lernen,
- Fürsorge für sich zu entwickeln und
- wieder in Balance zu kommen.

All das geschieht, indem Sie sich darin üben, Gedankenketten zu unterbrechen und / oder ihnen weniger zu folgen. Sie beginnen wieder damit, bewusst am Leben teilzunehmen, statt sich über die Zukunft zu sorgen, mit Ihrer Vergangenheit zu hadern, Ihre Situation zu dramatisieren oder sich vor lauter Überforderung mit Essen, Alkohol und Shopping zu betäuben und innerlich abzustumpfen.

Ich weiß nicht, was Ihnen persönlich widerfahren ist und welche gesundheitlichen Probleme Sie plagen. Ich möchte ehrlich sein: Achtsamkeit wird Ihre Erkrankung natürlich nicht wegzaubern können. Aber aus Erfahrung kann ich sagen: Sie kann Ihnen dabei helfen, Ihre individuellen Spielräume auszuloten und eine bestimmte Lebensqualität wiederzuerlangen, hilfreiche Entscheidungen zu treffen und diese mit der Zeit in der Realität umzusetzen und vor allem, den inneren Krieg gegen die Krankheit und gegen sich selbst zu beenden. Kurz: Achtsamkeit kann Ihnen helfen, mit sich und Ihrer Situation konstruktiv, heilsam und gelassen umzugehen.

Der Anpassungsprozess

Jeder, der schon mal eine heftige Diagnose bekommen hat, weiß, dass Wut, Hilflosigkeit, Einsamkeit und riesengroße Angst mit zum Prozess gehören, einen Weg im Umgang mit der Erkrankung oder ihrer Heilung zu finden. Je größer uns die Bedrohung und Lebenseinschränkung erscheint, umso heftiger fällt unsere Stressreaktion aus. Das ist zunächst nichts Schlechtes oder Schlimmes, sondern normal und notwendig.

Stressreaktionen sind nichts anderes als naturgegebene Anpassungsprozesse an veränderte Lebenssituationen. Durch sie hat die Spezies Mensch bis heute überlebt. Wenn sich Ihre sicher geglaubten Bedingungen verändern – ob in der Familie, der Partnerschaft oder der beruflichen oder gesundheitlichen Situation –, brauchen Sie Zeit, um sich in der neuen Situation zurechtzufinden und einen passenden Umgang damit zu lernen, damit Sie sich wieder sicher fühlen. Diese Anpassung braucht meist ungefähr drei Monate. Diese Zeit ist alles andere als angenehm, denn solange die Anpassung noch nicht abgeschlossen ist, fühlen Sie sich unsicher und von den Veränderungen bedroht. Jeder Mensch reagiert ein bisschen anders in solchen Situationen. Die einen sind eher ängstlich, die anderen eher wütend, und die nächsten fühlen sich innerlich wie ausgeknipst und von allen Gefühlen abgetrennt. Meistens klappt die Anpassung, und dann fühlt man sich wieder so weit in Ordnung und sicher in seinem Leben – manchmal allerdings klappt sie nicht, was zur Folge hat, dass man chronisch gestresst ist (Seite 30).

Achtsamkeit bedeutet ...

… präsent und wach zu sein. Jeden Moment und alles, was passiert, ganz bewusst und offen wahrzunehmen. Achtsamkeit fördert innere Gelassenheit, geistige Zentriertheit und die Fähigkeit, pragmatisch und richtig zu handeln, wenn dies notwendig ist. Achtsamkeit stärkt außerdem die neutrale Beobachtungsfähigkeit. Wer achtsam ist, hört damit auf, Menschen, Lebenssituationen oder gewisse Umstände reflexartig zu bewerten, legt negative Gewohnheiten ab, wird ruhiger, zentrierter und gelassener, verhält sich angemessen und authentisch und kann wieder heil werden (Seite 32–33).

»Kampf oder Flucht«-Modus

Unser ganzes Alarmsystem ist darauf gepolt, Angreifer zur Strecke oder uns selbst durch Flucht in Sicherheit zu bringen. Sind wir krank, läuft genau das gleiche Schema ab. So versuchen wir mit großer Härte, Einsatz und Disziplin gegen die Erkrankung anzugehen und sie zu bekämpfen. Mit mehr oder weniger großem Erfolg. Oder wir flüchten uns in eine sichere Scheinwelt, in der vermeintlich alles in Ordnung ist. Das heißt, wir ignorieren (meist aus Angst) die Erkrankung und leben so, als wäre alles wie vorher. Den Kopf in den Sand zu stecken, kann zu massiver Verschlimmerung der Situation führen, da wir uns selbst damit versagen, adäquate Hilfe zu bekommen und Maßnahmen zu ergreifen, die heilsam wären oder Schlimmeres abwenden können. Manche Menschen flüchten sich in ziellosen Aktionismus, der nicht immer hilfreich ist. Doch was können Sie tun, wenn alle Maßnahmen nicht greifen oder es wirklich gerade nichts Hilfreiches zu tun gibt?

Chronischer Stress

Wenn keine unserer Maßnahmen hilft oder wir zum Nichtstun gezwungen sind, überdreht unser Stressmodus im Leerlauf der Hilflosigkeit. Dies führt zu einer Dauerbelastung – der Stress wird chronisch – und hat massiv schädigende Auswirkungen auf unseren Organismus. Unser Immunsystem wird geschwächt, das Herz-Kreislauf-System stark belastet, die Körperspannung steigt, Schlaflosigkeit plagt uns, der Blutdruck steigt und auch der Blutgerinnungsfaktor. Wir fühlen uns zunehmend erschöpft und deprimiert. All das bewirkt, dass sich unsere Situation auf körperlicher und psychischer Ebene immer mehr verschlimmert. Chronischer Stress wirkt toxisch auf unseren gesamten Organismus und ist nicht umsonst der Verschlimmerer und / oder der Auslöser für Erkrankungen.

Ihr Wahrnehmungsfilter

Üben Sie sich in Achtsamkeit, wird Ihnen zunehmend bewusst, wo Sie sich mit Ihrer Aufmerksamkeit gerade befinden. Selten befinden wir uns nämlich in der Gegenwart (glauben das allerdings). Meist schwelgen wir stattdessen gedanklich in der Zukunft oder in der Vergangenheit und verstricken uns in Dramatisierungen oder spielen das, was passiert, herunter (Ignoranz). Dies legt sich wie ein Filter auf die Gegenwart und färbt sie regelrecht ein. Manchmal sind wir so stark in Gedanken verstrickt, dass wir nichts mehr von dem wahrnehmen können, was gerade wirklich passiert. Wir leben dann nur noch in unserem Kopfkino – und halten es fatalerweise für die Realität.

Doch wie kommen Sie wieder in den Kontakt mit der Gegenwart, mit dem, was wirklich ist, jenseits von Ihren Gedanken, Fantasien und Interpretationen? Ganz einfach: indem Sie sich entscheiden, Ihre Aufmerksamkeit auf das zu richten, was tatsächlich passiert und was Sie in diesem Moment gerade tasten, hören, riechen, schmecken und sehen können – und dies so interpretationslos wie möglich.

Fantasie oder Wirklichkeit

Unsere Sinne sind unsere Tore zur real wahrnehmbaren Wirklichkeit. Alles andere sind nur Fantasien oder Erinnerungen. Das heißt, Sie können sich zwar vorstellen, wie es sich anfühlen würde, was Sie hören oder sehen würden, doch es sind nur Vorstellungen. Genauso können Sie sich an etwas, was mal passiert ist, erinnern, und diese Bilder, Szenen und vergangenen Empfindungen können bisweilen auch sehr real wirken, dennoch bleiben sie nur Erinnerungen und lediglich Bilder oder Szenen in Ihren Gedanken. Auch wenn diese Bilder in Ihnen Gefühle hervorrufen, die Sie dann natürlich gegenwärtig real spüren können, gleichen sie vielmehr einem Echo, einem Widerhall aus längst vergangener Zeit. Die Emotion ist also keine Reaktion auf eine aktuelle gegenwärtige Situation und damit auch kein Beweis dafür, dass das, was Sie denken, gerade real ist, sondern nur ein Widerhall auf eine Fiktion oder Erinnerung. Genau diese Reaktion lässt allerdings das, was in unseren Gedanken passiert, so real erscheinen und macht es anfänglich auch so schwer, den Unterschied zwischen Realität und Vorstellung/Erinnerung zu erkennen. Die Erklärung liegt darin, dass die innen geschauten Bilder oder gedanklich geführten Dialoge unsere (Stress-)Hormonausschüttung anregen, die in uns Gefühle wie Wut, Ärger, Angst oder gar Panik hervorruft. Diese Emotionen können wir dann gegenwärtig im Körper spüren, auch wenn das Geschehnis längst vergangen oder noch gar nicht eingetroffen ist. Sie kennen solche Momente bestimmt aus eigener Erfahrung sehr gut: Eigentlich ist gerade alles in Ordnung. Sie sitzen auf Ihrer Couch. Es geht Ihnen recht gut. Sie könnten glücklich sein. Doch in Ihnen laufen diese endlosen Grübeleien ab. Permanent stellen Sie sich vor, wie es werden wird. Machen sich Sorgen, versuchen Lösungen zu finden, drehen und wenden geführte Arztgespräche und beginnen vielleicht auch noch das Gesagte auf unterschiedlichste Arten zu deuten. Mal erscheint es halb so wild, dann fällt Ihnen ein winziges Detail in der Betonung auf, und die Drama-Interpretations-Spirale beginnt sich erneut zu drehen. Schon sind Sie im tiefsten Drama verstrickt: Aus »halb so wild« ist »furchtbar

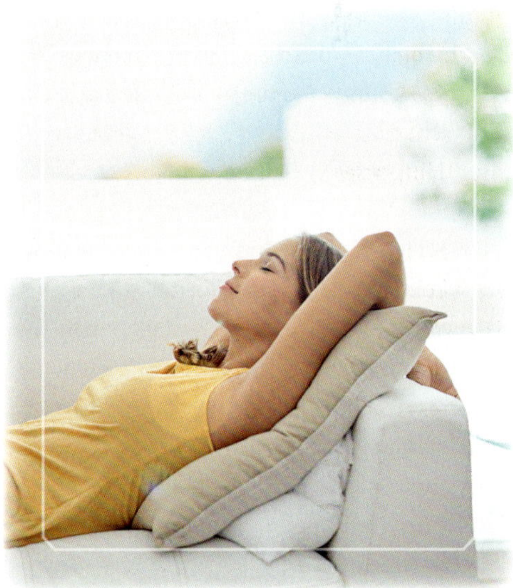

Bleiben Sie gelassen und versuchen Sie, jeden Moment bewusst und offen zu erleben.

schlimm« geworden. Ihr Geist springt von der Vergangenheit in die Zukunft und von Ignoranz zu Drama. Der gemütliche Moment auf der Couch, in dem Sie eigentlich entspannen und Kraft schöpfen sollten, verschwindet dahinter völlig, und Sie sind einfach nur noch ein Spielball Ihrer Gedanken und Emotionen.

Wieder im Körper zu Hause sein

»Das Jetzt ist da, wo dein Popo sitzt!« Dieser Satz bringt meine Meditationsschüler mitten in der Meditation meistens zum Lachen und gleichzeitig wieder aus ihren Grübeleien zurück zu ihren Körpern – und damit in die Gegenwart. Wo auch immer sie mit ihren Gedanken gerade waren, sie kehren zurück auf ihren Meditationssitz, spüren ihr Kissen unter ihrem Gesäß, sind raus aus ihren Gedanken und wieder mit dem Hier und Jetzt und ihrem Körper verbunden.

Sosehr wir unseren erkrankten Körper als Stressfaktor erleben, können wir in ihm und durch ihn – trotz Erkrankung – auch Heilung und Frieden finden. Während unser Geist permanent in Zukunft und Vergangenheit hin- und herspringt, weilt unser Körper nämlich beständig in der Gegenwart. Außerdem ist das Jetzt der einzige Ort, an dem Körper und Geist gemeinsam anwesend sein können. Ihr Geist kann in der Zeit reisen. Das kann Ihr Körper nicht! Aber in dem Moment, in dem Sie Ihren Körper bewusst spüren, und sei es nur ein Kribbeln am Ohrläppchen, haben Sie einfach dadurch, dass Sie Ihre Aufmerksamkeit darauf gelenkt haben, Körper und Geist wieder miteinander verbunden.

Es ist eine ureigene menschliche Fähigkeit, seine Aufmerksamkeit willentlich zu lenken. Diese Fähigkeit können Sie nutzen, um sich aus dramatischen Zukunftsvisionen oder schrecklichen vergangenen Erlebnissen herauszuziehen. Indem Sie bewussten, spürenden Kontakt zu Ihrem Körper und seinen Sinneswahrnehmungen aufnehmen, finden Sie zurück in die Gegenwart.

Bewusste Wahrnehmung

Durch unsere fünf Sinne (sehen, hören, tasten, riechen, schmecken) sind wir in der Lage, uns und unsere Umwelt wahrzunehmen. Unser Bewusstsein hilft uns, an dem, was wir wahrnehmen, wirklich teilzuhaben. Dazu brauchen wir intakte Sinnesorgane und ein waches Bewusstsein. Ohne Bewusstheit fließen die Sinnesreize zwar ein, können jedoch von uns nicht verarbeitet werden. Sie kennen sicherlich Situationen, in denen Ihnen jemand etwas erzählt, doch Sie kriegen den Sinn der Worte gar nicht mit, weil Sie mit Ihren Gedanken völlig woanders sind. Ihr Bewusstsein ist mit Ihren eigenen Gedanken beschäftigt und kann die Worte, die Ihr Gegenüber an Sie richtet, nicht aufnehmen.

Sammlung trainieren

Im Folgenden stelle ich Ihnen eine Körpermeditation, auch Body-Scan genannt, und eine Atemmeditation vor. Beide Übungen nutzen den Körper als Anker und können Ihnen helfen, Ihre Aufmerksamkeit bewusst auf die Gegenwart zu lenken und dort zu verweilen. Weltweit werden diese Übung, etwa im Rahmen der MBSR (Seite 12) und der MBCT (Seite 13) erfolgreich von Patienten mit den unterschiedlichsten Beschwerdebildern geübt. Ich kann sie Ihnen nur wärmstens ans Herz legen. Sie sind ausgesprochen effektiv. Sehr viele Patienten erleben dadurch:

- eine Beruhigung ihres Stressempfindens,
- eine Stärkung ihres Immunsystems,
- eine deutlich erhöhte Schmerztoleranz und
- mehr subjektiv empfundene Lebensqualität, auch wenn sich an der Erkrankung selbst nicht immer etwas verändert hat.

Körpermeditation

Gerade wenn wir mit Schmerzen und körperlichen Einschränkungen zu tun haben, kann uns unser Körper wie ein feindlicher Ort erscheinen, dem wir am liebsten eher weniger statt mehr Aufmerksamkeit schenken würden. Richtig? Das kann ich sehr gut verstehen. So ging es mir auch viele Jahre. Doch wodurch entsteht das Leid tatsächlich? Natürlich, Schmerzen und was auch immer sich gerade zeigt sind alles andere als angenehm und manchmal wirklich unerträglich. Doch ist es wirklich nur der Schmerz, der uns so umtreibt? Sind es vielleicht auch die dazu in unserem Kopf ablaufenden Geschichten, Gedanken und Erwartungen?

Ein Stressverschärfer, mit dem Sie sich unbewusst so richtig quälen können, ist der Widerstand. Die Ablehnung dessen, was ist. Natürlich wollen Sie das, was Ihnen so wehtut, nicht haben, doch je mehr Sie sich jetzt auch noch vor Augen führen, wie furchtbar das ist, und sich gegen die nächste Schmerzattacke anspannen, umso schlimmer empfinden Sie das, was gerade mit Ihnen passiert (denn Sie können es ja nicht wirklich verhindern). Widerstand erzeugt Spannung, Ärger und Frustration. Sie bleiben mit diesem Widerstand im Stressmodus gefangen. Dies erhöht die Schmerzempfindlichkeit, und alles erscheint Ihnen viel schlimmer, als es in Wirklichkeit ist. Zusätzlich leiden wir an unserer Angst und dem Frust darüber, dem, was passiert, hilflos ausgeliefert zu sein. Willkommen in Ihrer persönlichen Hölle. Der Ausstieg heißt Body-Scan! Durch den Body-Scan lernen Sie:

- Ihren Körper wertneutral und undramatisch wahrzunehmen und anzuerkennen,
- sich von dauernd umherspringenden Gedanken aktiv zu distanzieren,
- Ihre Aufmerksamkeit dort zu zentrieren, wo es gerade wirklich wichtig ist,
- anzunehmen, was gerade geschieht, statt unnötig dagegen anzugehen.

Auch wenn es Ihnen vielleicht noch schwer vorstellbar erscheint, durch den Body-Scan bekommen Sie mit der Zeit ein entspannteres Verhältnis zu Ihrem Körper und seinen Symptomen. Es kann sein, dass Sie mit der Erwartung in die Übung gehen, dass es wehtun kann. Während des Body-Scans kann es sein, dass Sie hier und da schmerzende oder unpässliche Stellen in Ihrem Körper erspüren, die jedoch lokal begrenzt sind. Sie werden aber auch erleben, dass der Großteil Ihres Körpers ziemlich schmerzfrei ist. Mit der Zeit beginnen Sie Ihren Körper immer differenzierter zu erspüren. Sie werden erleben, wie er Ihnen Rückmeldung über sein Befinden gibt, die Sie nun pragmatisch nutzen und angemessen ausgleichend darauf eingehen können. Vielleicht stellen Sie fest, dass es Lebensmittel gibt, die Ihnen Bauchschmerzen, Unwohlsein oder allergische Reaktionen bereiten, und Sie fällen nun die Entscheidung, diese wegzulassen und Alternativen zu finden. Auch kann es sein, dass Sie jetzt bemerken, wenn Sie sich überanstrengen. Früher haben Sie dies vielleicht erst dann wahrgenommen, wenn Sie völlig erledigt waren. Nun können Sie rechtzeitig für eine Pause sorgen und so aktiv etwas für Ihre Kraftbalance und Regeneration tun. Da Sie sich im Body-Scan immer wieder darin üben, alles lediglich zu registrieren, und ohne Wertung (gut, schlecht, toll, furchtbar und so weiter) in Gedanken durch Ihren Körper wandern, werden Sie auch auf unangenehme Körpersymptome mit weniger Widerstand, Drama und Spannung reagieren. Schmerzen werden somit erträglicher. Dies lässt Sie auch Krisensituationen im Alltag leichter durchstehen, da Sie darin geübt sind, mit schwierigen Momenten umzugehen und Neutralität sowie Ihre innere Ruhe zu bewahren.

BODY-SCAN

Machen Sie es sich gemütlich und decken Sie sich zu. Wenn Sie nicht gerade das Bett hüten müssen, empfehle ich Ihnen, diese Übung auf einer Yogamatte oder auf Ihrer Couch liegend auszuführen. Sie können aber auch sitzend üben, wenn Ihnen das angenehmer ist.

› Spüren Sie die Kontaktpunkte Ihres Körpers mit dem Boden und nehmen Sie Ihre Atmung bewusst wahr.
› Richten Sie zuerst Ihre Aufmerksamkeit auf Ihre Füße. Was spüren Sie? Wärme, Kälte, Ihre Ferse auf dem Boden?
› Jetzt gehen Sie weiter zu Ihren Unterschenkeln. Was erspüren Sie hier? Möglicherweise die Berührung mit der Matte. Wie fühlen sich Ihre Muskeln gerade an?
› Nun richten Sie Ihre Aufmerksamkeit auf Ihre Knie. Was können Sie hier wahrnehmen? Wenn Sie nichts wahrnehmen, lassen Sie es einfach so stehen und erlauben Sie Ihrer Aufmerksamkeit, für ein bis zwei Atemzüge beim Knie auszuruhen.
› Gehen Sie nun weiter zu Ihren Oberschenkeln. Was spüren Sie? Erlauben Sie Ihrem Körper so zu sein, wie er sich gerade zeigt. Ob mit Schmerz oder ganz entspannt. Ganz gleich. Nehmen Sie wahr, was ist.
› Und dann gehen Sie weiter mit Ihrer Aufmerksamkeit zu Ihren Hüften und Ihrem Po. Was meldet Ihr Körper hier? Schmerz oder Schmerzfreiheit? Anspannung oder Entspannung in den Muskeln?

- Richten Sie nun Ihre Aufmerksamkeit auf Ihren Lendenwirbelbereich. Falls es hier schmerzt, erforschen Sie, was es für ein Schmerz ist. Fühlt er sich dumpf oder stechend an? Klopft er, oder ist er beständig? Wie intensiv schätzen Sie ihn auf einer Scala von 0 bis 10 ein? Versuchen Sie so offen und registrierend wie möglich zu sein. Sagen Sie sich im Stillen, aber ganz bewusst: »Es darf so sein, wie es jetzt gerade ist«, und atmen Sie dabei aus.
- Wandern Sie nun an Ihrer Wirbelsäule entlang nach oben und nehmen Sie wahr, was ist. Was spüren Sie an der Muskulatur neben der Wirbelsäule, den Schulterblättern und den Muskeln, die sich über die Schulterblätter spannen? Was auch immer Sie vorfinden, registrieren Sie es einfach, ohne es zu bewerten. Alles darf sein, wie es ist. Es ist nur der gegenwärtige Zustand. Sie zementieren damit nichts für die Ewigkeit.
- Nun gehen Sie mit Ihrer Aufmerksamkeit zu Ihrem Brustbereich. Was können Sie hier wahrnehmen? Alles registrieren, kommen, sein und gehen lassen.
- Jetzt wenden Sie sich Ihrem Bauchraum zu. Den Empfindungen Ihrer Bauchdecke, des Magens, des Darms, der unteren Beckenorgane. Spüren Sie Anspannung oder Entspannung? Was auch immer Sie vorfinden, es darf alles sein, wie es ist.
- Richten Sie nun Ihre Aufmerksamkeit bewusst auf Ihre Hände. Was können Sie hier erspüren? Schlicht registrieren, was ist, ohne es zu bewerten.
- Schenken Sie jetzt Ihren Armen Ihre Aufmerksamkeit. Fühlen sich Ihre Arme gleich an, oder gibt es Unterschiede? Registrieren Sie, was ist, mit einer innerlichen Haltung von »Aha, das empfinde ich also gerade« und lassen Sie es so stehen.
- Gehen Sie dann weiter zu Ihren Schultern. Was können Sie hier wahrnehmen? Sind sie locker oder verspannt? Was auch immer Sie vorfinden, auch wenn es Schmerz ist, bleiben Sie offen und wertneutral. Es ist, wie es ist, und es darf sein.
- Jetzt richten Sie Ihre Aufmerksamkeit auf Ihren Hals. Wie fühlen sich Ihre Haut, die Halsmuskeln, Ihre Kehle und Ihre Halswirbelsäule an? Alles darf sein.
- Nun wenden Sie sich Ihrem Gesicht zu. Den Empfindungen Ihrer Wangen, der Lippen, Ihrer Nase, den Augen, der Stirn.
- Dehnen Sie Ihre Aufmerksamkeit auf Ihren Kopf aus. Was können Sie hier wahrnehmen? Möglicherweise spüren Sie auch nichts. Registrieren Sie, was ist.
- Atmen Sie nun tief ein und dehnen Sie mit dem Ausatmen Ihre Aufmerksamkeit auf Ihren gesamten Körper aus, der in vielen Bereichen wunderbar funktioniert.
- Bleiben Sie für ein paar Atemzüge mit Ihrem Körper bewusst verbunden.
- Um die Übung zu beenden, atmen Sie noch einmal tief ein und wieder aus. Öffnen Sie Ihre Augen, orientieren Sie sich im Raum und stehen Sie bitte erst dann vorsichtig auf, wenn Sie sich wieder orientiert und gut durchblutet fühlen.

Ausstieg aus der Grübelfalle

Wahrscheinlich haben Sie beim Body-Scan mit Ihrem sprunghaften Geist Bekanntschaft gemacht. Der Geist liebt es, sich mit Gedanken, Erinnerungen und Träumen zu beschäftigen, und mag es gerne leidenschaftlich und dramatisch. Beim Body-Scan wird ihm schnell langweilig, weil nicht viel passiert, sodass er sich spannendere Themen sucht. Das können aktuelle Situationen sein, die aktiv durchgegrübelt werden, oder auch Traumbilder, wie sie sich beim Einschlafen zeigen. Unser unsteter Geist sorgt dafür, dass es uns kaum möglich ist, einfach mal zu entspannen. Manchen Menschen fällt es leicht, zur Ruhe zu kommen, andere kriegen schon ab den Füßen die Krise, weil der Geist permanent neue Reize fordert. Die Tendenz, die sich bei Ihnen während des Body-Scans zeigt, entspricht den geistigen Aktivitäten in Ihrem Alltag.
Möchten Sie selbst bestimmen, ob Sie einem Gedanken folgen, Ihr Gedankenkarussell zur Ruhe bringen und sich zentrieren? Dann kann die Atemmeditation Ihnen helfen. Sie lernen dabei, Ihre Gedankenaktivität zu erkennen und zu beobachten, aus dem »Film« auszusteigen, sich davon zu distanzieren und Ihre Aufmerksamkeit auf Ihren Atem auszurichten.

Der Atem als Anker

In der Atemmeditation üben Sie, die Aufmerksamkeit auf das, was Sie beim Atmen spüren, auszurichten. So konzentrieren Sie sich etwa auf den Wechsel der kühl einfließenden und der warm wieder ausfließenden Luft an den Nasenlöchern. Dies dient als Anker, um Sie in der Gegenwart zu halten, obwohl permanent Gedanken durch Ihren Geist ziehen und nach Aufmerksamkeit heischen. Sie üben sich nun darin, Ihre Aufmerksamkeit immer wieder zu Ihrem Atem zurückzulenken, sobald Sie merken, dass Sie wieder auf Gedanken anspringen und sich in Gedankenketten verstricken. Dann versuchen Sie so lange wie möglich den Atem zu fühlen. Kehren Sie immer wieder bewusst zu Ihrem Atem zurück, wenn Sie wieder abgedriftet sind, und nehmen Sie ihn wahr, solange es Ihnen möglich ist.

Die Heilkraft der Atemmeditation

Der Geist arbeitet immer. Es geht auch nicht darum, das Denken abzustellen. Sie werden jedoch lernen, sich von den gedanklichen Prozessen nicht mehr gefangen nehmen zu lassen und bewusster mit Ihren Gedanken umzugehen. Das wird Ihnen Entlastung und Gelassenheit schenken. Aber auch die Aufschaukelungs- und Dramaprozesse, die man unbewusst mit jeder neuen Grübelschleife einübt, werden durch die Atemmeditation mit der Zeit abnehmen. Sie gewöhnt dem Gehirn sozusagen das Grübeln ab.
Mithilfe der Achtsamkeitsmeditation können Sie wieder in der Gegenwart leben, statt sich in Gedanken zu verstricken. Sie kommen wieder in Verbindung mit den Menschen und vielen schönen Momenten, die Sie endlich wieder wahrnehmen können. Sie werden weniger

Es ist, wie es ist!

Immer wenn Sie denken, etwas sollte anders sein, als es gerade ist, geraten Sie in einen Manipulationsmodus, durch den Sie sich unter Stress setzen. Das betrifft besonders Menschen, die perfektionistisch veranlagt sind. So halten Sie sich in Stressaktivität gefangen und trainieren Ihren Unruhegeist noch mehr. Die Aufforderung, alles einfach mal sein zu lassen, wie es ist, mag zunächst irritierend klingen, doch mit der Zeit üben Sie sich so in Gelassenheit. »Lassen Sie es sein, wie es ist!« Punkt. So kann sich Ihr Organismus endlich entspannen – obwohl weder Sie noch die Situation perfekt ist.

dramatisieren und grübeln, wodurch sich Ihr Stressempfinden reduziert. Dadurch werden weniger Stresshormone ausgeschüttet, und das Immunsystem kann sich regenerieren, was Ihre Selbstheilungskräfte stärkt.

Sitzen oder liegen?

Die Atemmeditation wird idealerweise aufrecht sitzend ausgeführt, egal ob auf einem Stuhl, einem Meditationskissen oder auf dem Boden. Wichtig ist nur, dass Ihr Rücken gerade aufgerichtet ist und Sie sich mit dem Oberkörper weder nach vorne noch nach hinten neigen oder nach vorne einsinken. Sollten Sie jedoch so entkräftet oder krank sein, dass Sie das Bett hüten müssen, dann können Sie sie selbstverständlich auch liegend durchführen.

Der aufrechte Sitz ist wichtig

Mit der aufrechten Körperposition verbindet unser Organismus ganz natürlich einen wachen Aufmerksamkeitsmodus. Sinken Sie ein, wie beim gemütlichen Entspannen auf der Couch, werden Sie automatisch müder und damit auch unaufmerksamer. Straffen Sie den Körper und nehmen Sie wieder Haltung an, werden Sie sofort wieder wacher und aufmerksamer. Auch wenn Sie gerne leger sitzen würden, richten Sie für die Zeit der Meditation Ihren Oberkörper auf. Sie erleichtern sich damit die Übung. Wenn Sie sich anlehnen möchten, können Sie sich ein festes Kissen oder eine gefaltete Decke in Höhe der Lendenwirbel zwischen Rücken und Lehne klemmen. So haben Sie eine Unterstützung, und gleichzeitig bleibt Ihr Oberkörper frei. Das hilft Ihrer Wirbelsäule, sich sanft in ihrer natürlichen S-Form aufzurichten. Ein Keilkissen auf der Sitzfläche hat einen ähnlichen Effekt.

ATEMMEDITATION

TRACK 1

Nehmen Sie eine für Sie passende aufrechte Meditationshaltung ein. Berücksichtigen Sie dabei das auf Seite 37 Gesagte.

- Spüren Sie ganz bewusst die Kontaktpunkte Ihres Körpers zu Ihrer Sitzgelegenheit. Sitzen Sie so stabil und würdevoll aufgerichtet wie ein Berg. Lassen Sie jegliche Spannung aus Ihrem Körper fließen, nur der Rücken bleibt aufgerichtet.
- Richten Sie Ihre Aufmerksamkeit auf die Stelle, wo Sie Ihren Atem gut fühlen können, und verankern Sie sie dort bewusst.
- Spüren Sie Ihren Atem, das Strömen oder die Bewegung, Atemzug für Atemzug.
- Nehmen Sie wahr, wenn Sie beginnen nachzudenken, zu planen oder zu träumen. Betrachten Sie jeden dieser Gedanken als Übungsobjekt, als Ihre geistige Hantel, mit der Sie jedes Mal, wenn Sie zum Atem zurückkehren, Ihre Fähigkeit, loszulassen und präsent zu sein, stärken.
- Bleiben Sie mit Ihrer Aufmerksamkeit spürend bei Ihrem Atem, solange es geht. Sobald Sie bemerken, dass Sie wieder Ihren Gedanken nachhängen, kommen Sie erneut bewusst zu Ihrem Atem zurück.
- Lassen Sie die Gedanken ruhig kommen und gehen. Schauen Sie dem vorbeifließenden Strom Ihrer Gedanken zu, jedoch ohne auf sie einzusteigen. Beobachten Sie, wie Gedanken auftauchen, einen Moment bleiben und wieder vergehen, wenn Sie nicht auf sie einsteigen.
- Wenn Sie dann doch auf einen Gedanken angesprungen sind und sich in Gedankenketten verloren haben, dann ist das kein Drama. Nehmen Sie einfach wieder Kontakt zum bewussten Spüren Ihres Atems auf, und schon sind Sie wieder präsent.
- Um die Meditation zu beenden, nehmen Sie einen tiefen Atemzug. Recken und strecken Sie sich und lösen Sie dann Ihre Meditationshaltung ganz langsam und vorsichtig wieder auf.

Achtsamkeit im Alltag

Sie werden auch im Alltag von Meditation profitieren, wenn Sie damit beginnen, »meditativ« zu leben. Versuchen Sie dazu alles, was Sie tun, gesammelt und ausschließlich zu tun:

- Wenn Sie sich mit jemandem in einem Gespräch befinden, dann hören Sie aufmerksam zu und wählen Sie jedes Ihrer Worte bewusst.
- Wenn Sie Kaffee kochen, dann versuchen Sie währenddessen alle Sinneseindrücke ganz bewusst wahrzunehmen.
- Versuchen Sie einfach alles, was Sie tun und erleben, so wahrzunehmen und zu beobachten, als wäre es das erste Mal.

Alles, was Sie tun, kann zu einer erweiterten Übung Ihrer Präsenz werden, wenn Sie sich aktiv darum bemühen, mit Ihrer Aufmerksamkeit wirklich immer wieder voll und ganz anwesend zu sein. So kommt das Leben wieder zu Ihnen, alles wird bunter, saftiger, reicher, und Sie werden wieder Teil dieses Lebens. Falls Sie zwischendurch mal den Fokus verlieren sollten und in Gedanken versinken, dann nehmen Sie dies wahr und atmen Sie ein paarmal bewusst ein und aus. Sammeln Sie anschließend Ihre Aufmerksamkeit wieder bei dem, was Sie gerade tun. Sagen Sie ganz bewusst »Ja!« zum Leben und zu allem, was real ist – meistens ist das viel weniger dramatisch, als Sie denken.

Aufschreiben hilft

Sollten Sie sich ganz konkrete Gedanken zu einem Thema machen, dann gewöhnen Sie sich an, diese Gedanken aufzuschreiben, statt sie im Kopf zu wälzen. Legen Sie sich ein »Gedankenbuch« zu und schreiben Sie alles hinein, was Sie bewegt und womit Sie sich auseinandersetzen. So vermeiden Sie es, in Grübelschleifen zu geraten und dass Ihre Gedanken Sie quälen. Falls Sie andauernd das Gleiche aufschreiben, werden Sie dies sofort merken und schnell bleiben lassen. Auf diese Weise erkennen Sie wiederkehrende Muster, finden Klarheit und Lösungen und können sich leichter von erkennbar unsinnigen Gedanken verabschieden.

Jeder Atemzug ist Gegenwärtigkeit

Wenn Sie sich mit Ihrem Atem verbinden, verbinden sich Geist und Körper wieder im gegenwärtigen Moment, und Sie sind damit vollständig im Jetzt. Der Moment jedoch ist flüchtig – ein Wimpernschlag nur oder ein Fingerschnippen. Jeder Moment aktualisiert sich immer wieder neu, Moment für Moment, Atemzug für Atemzug. Hängen wir unseren Gedanken nach, verpassen wir den gegenwärtigen Moment, da unser Geist in Zukunft oder Vergangenheit weilt. Verbinden wir unsere Aufmerksamkeit bewusst mit dem gerade spürbaren Atemzug, sind wir wieder im gegenwärtigen Moment. Wir bringen über den Atem unseren Geist heim. Heim zu uns, heim in dieses Leben, heim in diesen einzigartigen Moment, der gleich wieder Vergangenheit ist.

Sich Geborgenheit schenken – durch Mitgefühl

Mitgefühl ist der Ausdruck der universalen Verbundenheit zwischen allen fühlenden Wesen. Es entsteht aus dem Herzenswunsch, Leiden – wo immer es entsteht – so schnell und so nachhaltig wie möglich zu beenden. Mitgefühl ist also die Basis echter Fürsorge und Heilung.

Mitgefühl heilt

Fühlen wir uns traurig, zerschlagen und von Schmerzen zermürbt, scheint schnell alles, was die Welt an Schönem bereithält, zu verblassen. Mit gutem Zureden ist einem dann wenig geholfen. Der Versuch, die Situation zu bagatellisieren, indem man sich sagt, dass es andere Menschen noch schwerer haben, ist keine Hilfe, ja kann sogar zusätzlich frustrieren, weil man sich jetzt auch noch undankbar fühlt. Auch ein aufmunternd gemeintes »Was für ein schöner Tag! Die Sonne scheint!« von der Freundin, die gute Laune verbreiten will, kann alles nur noch schlimmer machen.

Wie schön aber, wenn sich einfach mal jemand zu einem setzt, einem zuhört, einen in den Arm nimmt oder ein paar Seiten aus einem schönen Buch vorliest, statt krampfhaft den »Schönwetter«-Entertainer zu geben. Echte, warme Zuwendung und Mitgefühl sind kostbar und heilsam. Denn dann wird man als die Person gesehen, die man ist, und muss sich nicht verstellen.

Erfahren Sie nun, wie Sie sich selbst mitfühlend begegnen können, denn das ist das Tiefste und Liebevollste, was Sie für sich selbst tun können. Selbstmitgefühl füllt Sie von innen mit Wärme und liebevoller Kraft.

Mitfühlend mit sich selbst sein

Wirklich angenommen zu werden, so, wie man ist, mit all seinen Schwächen, ist etwas sehr Wohltuendes. Doch sich selbst scheinen die wenigsten Menschen diese Anerkennung geben zu können. Vielleicht wundern Sie sich: Sich selbst mitfühlend zu begegnen und sich anzunehmen, geht das überhaupt? Ja! Und es ist sogar sehr wichtig auf dem Weg zur Heilung. Denn ohne sich selbst anzunehmen und liebevoll und freundlich mit sich verbunden zu sein, ist man nicht ganz. Nicht selten suchen wir dann im Außen nach Bestätigung – hoffen auf die Liebe und die Zuneigung von anderen.

Folglich versucht man den Wünschen anderer zu entsprechen und scheitert nicht selten. Jeder Mensch ist ein Unikat. Und jeder Mensch ist wunderbar, so, wie er ist!
Zu lernen, sich selbst mitfühlende und liebevolle Zuwendung zuteilwerden zu lassen, heilt, denn es beruhigt, schenkt Geborgenheit und Frieden – auch wenn man mit seiner Situation ganz alleine ist. Das macht Sie emotional selbstständiger und entlastet Ihr Umfeld.
Das tiefste Selbstmitgefühl, das Sie erfahren können, ist, dass Sie sich selbst so annehmen, wie Sie wirklich sind. Dies setzt allerdings voraus, dass Sie mit sich in Kontakt kommen und sich mit sich selbst liebevoll verbinden. Das ist nicht einfach. Sie kennen das vielleicht: wie sehr man sich selbst im Stich lassen oder mit sich auch noch hart ins Gericht gehen kann, wenn man mit seiner Situation hadert. Hadern ist ganz normal. Daran ist erst mal nichts verkehrt. Doch Sie sollten aufhören, mit sich selbst zu schimpfen oder sich anzuklagen. Stattdessen können Sie beginnen, sich liebevoll die Hand zu halten, wenn Sie sich am dringendsten brauchen. Mitgefühl mit sich selbst zu haben, bedeutet, sich selbst eine liebevolle Mutter, ein liebevoller Vater, die liebste Freundin und der liebste Freund zu sein. Es bedeutet, auch in der Schwärze der Nacht bei sich zu bleiben – komme, was wolle.

Sie haben es in der Hand

Auf unser Schicksal haben wir nur wenig bis gar keinen Einfluss. Gleichzeitig ist es reine Interpretationssache, ob man mehr Glück oder Unglück und mehr Zufriedenheit oder Unzufriedenheit empfindet. Die Art und Weise, wie wir fühlen, hat ihren Ursprung in unseren Gedanken und den Bewertungen, die wir dem, was wir erleben, zuschreiben. Dieser Prozess löst in unserem Organismus die Ausschüttung von Botenstoffen aus, die unsere Stimmungen hervorrufen. Körper und Geist arbeiten hier sehr fein zusammen. In Sekundenbruchteilen werden Stress-, Glücks- oder Kuschelhormone ausgeschüttet, je nachdem, wie wir eine Situation bewerten. Wenn wir erst einmal begriffen haben, dass es an uns selbst und unserer Sichtweise liegt, wie wir etwas erleben, können wir auch selbst für unser »Wohlempfinden« sorgen. Selbstmitgefühl ist ein wichtiger Schlüssel dazu. Es bedeutet, wirklich damit aufzuhören, sich unnötig zu quälen, weil man begriffen hat, dass nur wir selbst diese Qual beenden und für unser Wohlgefühl und Glück sorgen können.

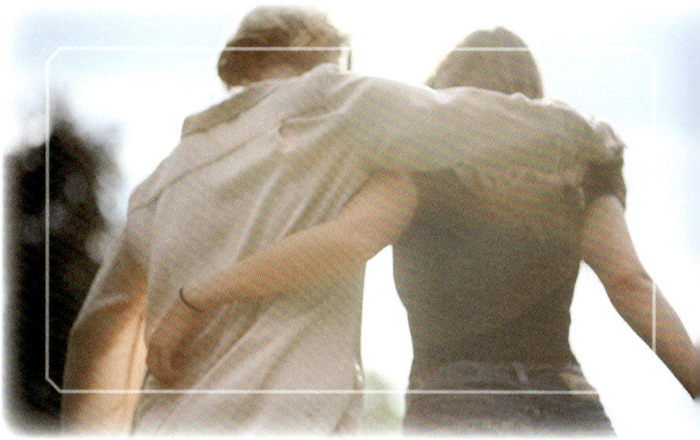

Sich selbst der beste Freund zu sein beruhigt und schenkt Frieden.

Selbstmitgefühl entwickeln

Mit sich selbst fürsorglicher umzugehen, bedeutet, sich selbst in Gedanken, Worten und Taten wertschätzend, liebevoll und wohlwollend zu begegnen und alles zu unterlassen, womit man sich selbst, aber auch anderen Leid zufügt. Streben Sie Folgendes an:

- heilsame Entsagung,
- persönliche Weisheit entwickeln,
- Achtsamkeit praktizieren.

Heilsame Entsagung

Hören Sie damit auf, an sich herumzunörgeln, und unterlassen Sie alles, womit Sie sich körperlich und seelisch schaden und sich Kraft rauben. Also keine Selbstbeschimpfungen mehr, keine Selbstanklagen, keine Selbstkritik! Manchmal geht es mehr darum, etwas zu lassen, als darum, noch mehr zu tun. Wir tun meist schon genug. Es kann schon reichen, wenn Sie regelmäßiger Pausen machen oder sich mehr Zeit zum Essen nehmen, statt es hinunterzuschlingen. Vielleicht gehen Sie häufiger spazieren oder gönnen sich mehr Ruhe. Oder Sie achten verstärkt darauf, womit Sie sich gedanklich beschäftigen und wie sich das auf Sie auswirkt. Reduzieren Sie etwa ganz bewusst die mediale Dauerberieselung durch Fernsehen, Radio, E-Mails, Zeitschriften und soziale Netzwerke. Legen Sie mehr Wert auf echte Gespräche, die Verbindung, Verständnis und Herzenskontakt herstellen, statt sich Lästereien oder Smalltalk hinzugeben.

Weisheit kultivieren

Wir alle haben uns im Laufe des Lebens Strategien angeeignet, mit denen wir unsere Misere ein bisschen weniger spüren müssen. Es spricht nichts dagegen, sich kurzfristig zu entlasten und einfach mal abzulenken, doch wenn es darum geht, etwas Grundlegendes in seinem Leben zu verändern, muss man sich um die Ursache des Problems und deren Beseitigung kümmern. Die Ursache unserer Qual liegt allerdings meist nicht dort, wo wir sie gewöhnlich vermuten – ebenso wenig wie die Quelle unseres Glücks. Ohne dass es uns bewusst ist, machen wir nicht selten andere oder die Umstände zur Quelle unseres Glücks oder verantwortlich für unser Unglück: Wir hoffen, dass sich die Bedingungen ändern, dass die Welt irgendwann wieder so funktioniert, wie wir sie gerne haben wollen. Die Zwischenzeit überbrücken wir mit Jammern, Anklagen oder Ablenkung. Doch irgendwann merkt jeder, dass man damit nichts erreicht. Die Welt dreht sich einfach munter weiter, und wir werden nur immer frustrierter und fühlen uns abhängig von Entspannungs- und Ablenkungsmitteln, dem guten Willen der Menschen um uns herum, Essen, Zuneigung, Ärzten und vielem mehr.

Sie kommen Ihrer persönlichen Weisheit ein gutes Stück näher, wenn Sie sich bewusst werden, dass Sie selbst entscheiden, was Sie fühlen und wie Sie die Welt sehen wollen. Das mag zunächst unbequem erscheinen, gibt aber eine immense Freiheit: Sie müssen nicht mehr warten. Sie hören auf, anderen die Schuld zu geben. Sie fangen einfach an, sich gutzutun. Sie hören auf, sich selbst wehzutun. Sie betäuben sich nicht mehr mit irgendwas, sondern Sie kümmern sich wirklich nachhaltig um sich selbst und fangen wieder an zu leben!

Achtsamkeit ist angewandtes Mitgefühl

Achtsamkeit anzuwenden ist bereits ein Akt weisen Mitgefühls (Seite 40–49), denn sie hilft Ihnen, sich selbst über Ihre Muster klar zu werden. Immer dann, wenn Sie es nicht mehr zulassen, dass Sie sich mit Grübeleien quälen oder mit sich schimpfen, haben Sie schon mitfühlend gehandelt. Sie nehmen zwar die Anstrengung in Kauf, sich dieser negativen Gedanken zu enthalten, doch damit schaffen Sie sich langfristig Entlastung, weil Sie diesen Trugbildern nicht mehr auf den Leim gehen. Sie werden ruhiger und ausgeglichener. Zusätzlich zur Achtsamkeitspraxis möchte ich Ihnen noch eine hilfreiche Brückentechnik vermitteln, die Sie darin unterstützen kann, mitfühlender mit sich umzugehen, insbesondere, wenn Sie da gerade an Ihre Grenzen stoßen: Es sind die heilsamen Wünsche.

Sich mit der Kraft von Wünschen neu ausrichten

Wenn es uns nicht gut geht und wir nicht nur krank, sondern auch genervt sind, ärgerlich oder ängstlich, dann ergehen wir uns meist in endlosen Negativgrübeleien und Selbstbezichtigungen. All unsere Gedanken produzieren negativ eingefärbte Bilder, Meinungen, Interpretationen und verdunkeln unser Gemüt. Durch diese fatalistische Negativbrille meint man leicht, ab jetzt würde alles für immer so bleiben. Das sorgt kräftig dafür, dass wir uns noch mieser fühlen. Damit Sie aus diesem Strudel herausfinden, brauchen Sie zuerst

- die Erkenntnis, dass Sie sich in Ihren eigenen Negativspiralen verfangen haben,
- dann den Wunsch, sich daraus zu befreien,
- und anschließend eine nährendere, positivere Richtung, in die Sie Ihre Aufmerksamkeit lenken können.

Deshalb möchte ich Ihnen hier die Kraft der Wünsche oder auch des Wunschgebets vorstellen, die Ihrer Aufmerksamkeit eine heilsame und konstruktivere Richtung geben können. Diese Wünsche finden sich in vielen Traditionen, wie beispielsweise in den Wunschgebeten der christlichen Mystik und auch im Buddhismus. Ich persönlich habe sie im Rahmen meiner buddhistischen Mitgefühlspraxis kennen und wirklich schätzen gelernt.

Was Wünsche bewirken

Wünsche richten unsere Aufmerksamkeit auf das aus, was sich wirklich manifestieren soll. Der Wunsch wird sozusagen zum Kompass. Ihre Wahrnehmung und Ihre Aktivität bekommen damit eine Laufrichtung.
Wenn Sie sich beispielsweise wünschen, nach Indien zu reisen, dann richten sich Ihre Interessen, Ihre Aktivitäten und Ihre Wahrneh-

mung auf alles aus, was damit zu tun hat. Plötzlich scheint es, als würden mehr Berichte im Fernsehen über diese Region laufen. Sie finden ständig Anzeigen oder Reiseberichte in Zeitschriften über Indien. Ist das Magie? Nein! Es ist Ihre eigene Offenheit. Mit der Zeit entsteht dann ein Prozess, der diesen Wunsch alllmählich Wirklichkeit werden lässt. Sie schauen sich Reisekataloge an, stöbern im Internet nach Flügen, informieren sich über Sehenswürdigkeiten und notwendige Reiseformalitäten. Schließlich entwickeln Sie einen Plan, reichen Urlaub ein und fliegen los.

Die Mitgefühlswünsche initiieren diesen Prozess und richten Ihre Aufmerksamkeit und Aktivität auf Heilung und die dafür hilfreichen Qualitäten im weitesten Sinne aus. Es handelt sich nicht um Selbstsuggestionen, mit denen man sich einen Zustand einredet. Man schafft mit Mitgefühlswünschen vielmehr eine Neuausrichtung seiner Aufmerksamkeit auf das Gewünschte. Sie lenken Ihre Aufmerksamkeit weg vom Drama, hin zu Wohlbefinden, Freude, Gelassenheit, Mut, Neugier und Kraft.

Sich positiv ausrichten

Damit es klappt, ist es wichtig, dass diese Wünsche positiv formuliert werden und das Bild oder das Empfinden beinhalten, das Sie erreichen wollen. Das Wort »nicht« löst in unserem Gehirn nichts aus. Es reagiert am stärksten auf Bilder und Empfindungen, aber kaum auf Worte, die in ihm keine Emotionen hervorrufen. Wenn Sie gerade fürchterlich unglücklich sind und sich wünschen: »Ach möge ich doch nicht mehr so unglücklich sein!« Was bleibt von diesem Satz in Ihrer Vorstellung und damit auch in Ihrem Gefühl? Genau: das Bild und die dadurch transportierte Empfindung von Unglück. Wenn Sie diesen Satz jetzt so formulieren, wie es sich darstellen soll: »Möge ich herrlich glücklich sein!«, entsteht eine Verbindung zum Bild und der Empfindung von »herrlich glücklich sein«. Auch wenn Sie jetzt noch unglücklich sind, scheint nun das fühlbare Potenzial – wieder glücklich werden zu können – wie die Morgendämmerung durch Ihren dunklen Gedankenvorhang und richtet Ihre Aktivität im Denken, Fühlen und Handeln darauf aus.

WUNSCHFORMELN

Nutzen Sie diese Wunschformeln immer dann, wenn Sie sich dabei ertappen, dass Sie sich kritisieren oder an sich zweifeln.

- Atmen Sie ein.
- Mit dem Ausatmen sprechen Sie Ihre Wunschformel mit all der Ihnen möglichen Herzenswärme für sich selbst aus.
- Sie können dazu auch Ihre Hände wie zum Gebet falten, um so den Wunsch innerlich zu bekräftigen.
- Falls Sie nicht alleine sind und Sorge haben, dass man Sie für etwas merkwürdig hält, dann sprechen Sie den Wunsch still in Gedanken. Atmen Sie dabei tief aus.
- Das können Sie mehrmals am Tag wiederholen, sodass Sie sich daran gewöhnen,

sanft, warm, konstruktiv unterstützend und heilsam mit sich zu sprechen, und Ihre Aufmerksamkeit von destruktiven Gedanken auf heilsame umlenken.

Einfache, auf viele Situationen passende Formulierungen für einen Wunsch sind:

- Möge ich glücklich sein.
- Möge ich friedvoll sein.
- Möge ich gelassen sein.
- Möge ich geduldig sein.
- Möge ich kraftvoll sein.
- Möge ich annehmen, was ist.
- Möge ich liebevoll mit mir sein.

Diese Sätze können Sie gerne auf Ihre persönliche Situation anpassen, wie beispielsweise:

- Möge mein Schlaf tief und erholsam sein.
- Möge ich Lösungen finden, die gut für mich sind.
- Möge ich mich wieder gesund und kraftvoll fühlen.
- Möge ich freundlich und fürsorglich mit mir umgehen.
- Möge ich mich auch an kleinen Dingen erfreuen.
- Möge ich meinen Tag genießen.

So wirkt die Wunschformel

Durch die positiven Bilder, die sie hervorrufen, wirken diese Wunschsätze beruhigend. Eine sanfte, liebevolle Klangfärbung unterstützt dies und wird sehr wohlwollend von der Amygdala (Mandelkerne; Seite 14) registriert. Die Ausschüttung von Stresshormonen wird daraufhin reduziert, und so kommt es zu einer empfundenen Entlastung. Ihr inneres Dunkel lichtet sich, und es fühlt sich alles wieder etwas leichter, sicherer und heller an. Auf diese Weise gehen Sie freundlich und wohlwollend mit sich um. Mit der Zeit wird es zu Ihrer Gewohnheit, mit sich selbst wohlwollend zu sprechen und sich alles Gute zu wünschen.

Wünsche richtig formulieren

Damit die Wünsche ihre Heilkraft entfalten können, sind bei der Formulierung drei Aspekte besonders wichtig:

- Selbstwirksamkeit: Erklären Sie keinesfalls Personen oder Umstände zur Quelle Ihres Glücks oder Friedens.
- Positiv formulieren: Beschreiben Sie, was sein soll.
- Offen formulieren: Sie brauchen keinen Lösungsweg beschreiben, es reicht, wenn Sie nur aussprechen, wie Sie sich fühlen wollen.

Aber warum können wir nicht einfach »Ich bin glücklich« sagen, statt den Wunsch mit »Möge …« zu beginnen? Ganz einfach: Durch den Satz »Ich bin glücklich« entsteht Leistungsdruck. Die »Möge«-Sätze geben uns Zeit, der Spur unserer Herzensausrichtung zu folgen. Wünschend erinnern wir uns daran, dass alles sich verändern kann und dass jede Situation – und scheint sie noch so manifest – das Potenzial der Wandlung in sich trägt. So erinnert uns der Satz »Möge ich glücklich sein« an das nährende Potenzial der Freude, der Heilung, des Glücks und der Akzeptanz, das in jeder Situation vorhanden ist. Durch die Neuausrichtung wird unser Blick frei, sodass wir die Lücken im Schmerz und die berührenden, liebevollen Momente mit uns und unseren Lieben wieder erkennen können. Ob bewusst oder unbewusst, Sie entscheiden, wie Sie fühlen und wie Sie mit einer Situation umgehen. Damit die Sätze wirken, brauchen Sie übrigens keine Lösungen. Es reicht, dass Sie sich darauf, wie Sie sich fühlen wollen, mit Herz und Verstand ausrichten.

Heilsame Selbstberührung

Um die heilsame Kraft der Wünsche zu potenzieren, können wir sie noch mit bewusster Berührung kombinieren. Berührungen – sofern sie gewollt und als angenehm empfunden werden – führen in unserem Organismus zur Ausschüttung von Wohlfühlbotenstoffen. Das Bindungs- und Kuschelhormon Oxytocin etwa wird bei angenehmer Nähe und Berührung ausgeschüttet, beruhigt und gibt uns das Gefühl von Sicherheit und Geborgenheit. Umarmt, gestreichelt und massiert zu werden, sich an den Händen zu halten oder auch sanft eine Hand auf die Schultern gelegt zu bekommen, all das tut wohl. Doch haben wir nicht immer jemanden an unserer Seite, der uns das geben kann. Wie können wir uns selbst Geborgenheit und Beruhigung schenken, wenn wir Single sind oder nachts alleine mit Schmerzen oder quälenden Gedanken im Bett liegen und niemand da ist, der uns Halt und Trost spenden kann? Durch Selbstberührung!

Berührungsintuition

Sie machen längst unbewusst davon Gebrauch. Wenn Ihnen etwas nahe geht oder Sie emotional bewegt, legen Sie sich wahrscheinlich eine Hand auf die Brust oder halten sich die Wange. Die meisten Menschen berühren sofort die schmerzende Stelle, wenn sie sich stoßen. Und in einer unangenehmen Situation verschränken Sie wahrscheinlich Ihre Arme vor der Brust oder umfassen sich so, als würden Sie sich selbst umarmen und halten wollen. Damit schenken Sie sich selbst unbewusst das Gefühl von Schutz und Geborgenheit. Es fühlt sich zwar nicht genauso an, als würde uns ein anderer Mensch berühren, dennoch wirkt es beruhigend und schützend. Mit der folgenden Übung möchte ich Sie damit vertraut machen, dies ganz gezielt und bewusst für sich zu nutzen. Setzen Sie die Selbstberührung ein, wenn es Ihnen nicht gut geht, wenn Sie traurig, einsam oder niedergeschlagen sind.

HAND AUFS HERZ

Machen Sie es sich gemütlich. Sie können die Augen schließen oder geöffnet lassen.

- Spüren Sie die Kontaktpunkte Ihres Körpers zu Ihrer Sitzgelegenheit.
- Nehmen Sie für einige Atemzüge bewusst wahr, wie sich Ihr Brustkorb oder Ihr Bauch beim Atmen bewegt.
- Nun legen Sie sanft eine oder auch beide Hände auf Ihren Herzraum.
- Spüren Sie bewusst die Berührung in der Mitte Ihrer Brust. Den sanften Druck. Die Wärme Ihrer Hände.
- Atmen Sie mit der Berührung und halten Sie sich auf diese Weise selbst. Tun Sie dies, solange Sie mögen.
- Lösen Sie anschließend die Hände langsam und schrittweise und legen sie auf Ihren Beinen oder im Schoß ab.
- Atmen Sie einmal tief durch, öffnen Sie anschließend die Augen, falls Sie sie geschlossen hatten, und beenden die Übung.

Berührung im Alltag

Probieren Sie es einfach im Alltag aus: wenn Sie in einem Wartezimmer sitzen oder in der Bahn, in einer Besprechung oder mitten im Streitgespräch. Wann immer Sie sich überfordert fühlen, legen Sie sich Ihre Hände auf. Sie können sie auch aufs Gesicht, den Hals, die Arme, den Bauch oder die Nierengegend legen. Versorgen Sie sich so selbst mit sanften, schützenden Berührungen.

SELBSTMITGEFÜHLSMEDITATION

TRACK 1

Nun verbinden Sie alles, was Sie bis hierhin geübt haben, zu einer Mitgefühlsmeditation für sich selbst. Sie werden sanft mit sich in Kontakt kommen, atmen und sich bewusst machen, was Sie gerade quält. Sie werden sich liebevoll darin begleiten, statt wie üblich vielleicht darin zu schwelgen oder hart mit sich ins Gericht zu gehen. Sie versorgen, halten und berühren sich dabei sanft und richten durch Wünsche (Seite 43–46) Ihre Aufmerksamkeit konstruktiv und heilsam aus.
Nehmen Sie Ihre bevorzugte Übungshaltung ein und machen Sie es sich kuschelig. Wenn Sie mögen, schließen Sie Ihre Augen.

- Erlauben Sie sich, zur Ruhe zu kommen.
- Lassen Sie Ihre Aufmerksamkeit sanft auf Ihrem Atem ruhen.
- Nun denken Sie konkret an etwas, das Ihnen im Augenblick Schwierigkeiten bereitet. Worüber haben Sie sich heute geärgert? Wovor haben Sie momentan Angst? Haben Sie Schmerzen?
- Nehmen Sie diese Gefühle an. Lassen Sie sie da sein, ohne sie zu dramatisieren.
- Legen Sie Ihre Hände bewusst auf eine Ihnen angenehme Stelle und halten Sie sich in Ihrer Situation. Bleiben Sie bei sich und erlauben Sie sich Ihren Schmerz oder was auch immer Sie gerade leiden lässt.

- Formulieren Sie nun Sätze, in denen Sie sich alles nur erdenklich Gute wünschen, beispielsweise: »Möge ich all das erhalten, was ich jetzt brauche« oder »Möge ich Geduld entwickeln.« Formulieren Sie ruhig Ihre eigenen Wünsche. Sprechen Sie sie innerlich aus, getragen von größtmöglicher Freundlichkeit und Wärme für sich selbst.
- Um die Meditation zu beenden, lösen Sie langsam Ihre Hände vom Körper und lassen Sie sie in Ihren Schoß sinken.
- Sitzen Sie anschließend noch für ein paar Atemzüge in Stille, im Kontakt mit Ihrem Atem. Nehmen Sie dann einen tiefen Atemzug, recken und strecken Sie sich und stehen Sie langsam auf.

Sie sind nicht alleine

Manchmal fühlt man sich in seinem Leid sehr einsam. Draußen geht das Leben weiter, und man selbst ist wie gefangen in einer Blase. Nichts ist mehr, wie es war, und keinen interessiert's. Niemand kann nachvollziehen, was bei Ihnen los ist. Ja, das ist auch so! Und selbst wenn Sie auf Verständnis treffen: Kein Außenstehender kann wirklich nachvollziehen, was Ihre Situation für Sie bedeutet.

Doch Schmerzen, Alter, Krankheit und der Tod gehören zum universalen Menschsein dazu. Natürlich möchte man immer gesund und glücklich sein. Nicht jeder Mensch erlebt eine schwere Krankheit, und doch kennt jeder Leid, Kummer, Trauer, Angst, Eifersucht, Schmerz und Wut. Und so, wie wir uns selbst Gesundheit, Kraft und Zuversicht wünschen, geht es auch anderen. Wenn wir uns von diesem kollektiven Bedürfnis nach Erlösung berühren lassen, können wir uns aufrichtig mit einem liebevollen Herzenswunsch begegnen: »Mögen wir alle glücklich, sicher und voller Freude sein.« Diese Verbindung kann einen aus der Isolation des »Nur ich bin krank und leide«-Kokons lösen. Jetzt können Sie sich einlassen, und plötzlich löst sich etwas Hartes, fest Geglaubtes um Ihr Herz auf, und Freude kann entstehen. Nun scheint sie auf: die Gnade, sich heil zu fühlen – ganz gleich, was den Körper quält. Indem man sich aus der Abkapselung der Ichzentriertheit löst, sich wieder in die Welt hineinbegibt und sich für das öffnet, was wir sind: eine große Familie liebender, fühlender und hoffender Menschen! Manchmal sind wir ein bisschen verrückt, verschlossen und ängstlich, doch im Kern teilen wir alle die gleiche Sehnsucht: geliebt und angenommen zu werden.

Zu wissen, dass wir Menschen alle miteinander verbunden sind, schafft Geborgenheit und Nähe. Und in dem Maße, in dem Sie beginnen, sich liebevoll mit allem, was Ihnen guttut, zu versorgen, können Sie diese liebevolle, mitfühlende Zuwendung auch anderen geben. Es geht dabei nicht einmal darum, viel für andere zu tun. Es reicht oft schon, einfach offen und empfänglich für die Welt und ihre Lebewesen zu werden oder zu bleiben. Wie oft verschließen wir unsere Tür, weil wir leiden, und trennen uns damit selbst ab von der Welt und den Menschen um uns herum? Wenn Sie erfahren, dass alle fühlenden Wesen Schmerz und Leid empfinden, jedes auf seine Art, und doch einfach nur glücklich sein wollen, können Sie Ihre Tür wieder öffnen, und die Welt kann Sie wieder erreichen. Wir können wieder in Wertschätzung und liebevoller Offenheit füreinander da sein. Auch wenn keiner des anderen Last tragen kann, heilt diese liebevolle Offenheit unser Herz.

Herzensdehnung

Die folgende Mitgefühlsmeditation sollten Sie zunächst in der Geborgenheit Ihres Meditationsplatzes üben. Es handelt sich um eine sanfte Dehnungsübung für Ihr Herz. Sie werden sich schrittweise in andere Menschen hineinfühlen und ihnen alles Gute wünschen. Bitte üben Sie dies zunächst nur mit Menschen, die Ihnen sympathisch sind und mit denen die Beziehung unbelastet ist. Schwierige und belastete Beziehungen könnten Sie überfordern, denn dafür brauchen Sie sehr viel Übung, Mitgefühl und innere Stabilität.

MITGEFÜHLS-MEDITATION FÜR ANDERE

Widmen Sie sich erst mit wachsender Übung schwierigeren Problemen und Personen. Sollte Sie eine Mitgefühlsmeditation einmal zu sehr aufwühlen, dann schenken Sie sich selbst einen guten, beruhigenden Wunsch und kehren einfach zu Ihrem Atem zurück.

- Spüren Sie die Kontaktpunkte Ihres Körpers zum Untergrund und erlauben Sie Körper und Geist, zur Ruhe zu kommen.
- Lassen Sie Ihre Aufmerksamkeit sanft auf Ihrem Atem ruhen und bringen Sie sich, sobald Ihre Aufmerksamkeit abschweift, sofort zurück zum Fühlen Ihres Atems.
- Stellen Sie sich eine Person vor, die im Augenblick Schwierigkeiten hat. Das kann eine geliebte Person sein, aber auch eine, die Sie nicht persönlich kennen.
- Versetzen Sie sich in die Person und erspüren Sie, was sie fühlen könnte. Das Hineinspüren gelingt am besten, wenn Sie sich die Person vorstellen und registrieren, wie sie aussieht und sich verhält. Stellen Sie sich vor, Sie würden ebenso aussehen und agieren. Wären Sie dann ärgerlich oder traurig oder vielleicht sogar ängstlich? Lassen Sie sich davon berühren. Fühlen Sie die Verbindung. Wenn Sie mögen, legen Sie sich Ihre Hände auf.
- Formulieren Sie nun wohlwollende Wünsche und richten Sie diese getragen von Liebe an Ihr imaginäres Gegenüber, wie: »Mögest du wieder zur Ruhe kommen.«
- Kehren Sie dann zurück zu Ihrem Atem.
- Schenken Sie nun einer Person, mit der Sie Schwierigkeiten haben, Ihr Mitgefühl und Ihre heilsamen Wünsche. Indem Sie sich (wie in Schritt 4 beschrieben) in sie hineinversetzen, weichen die verhärteten Fronten von »Ich bin im Recht!« meistens auf. Ihr Verständnis wird geweckt, und Versöhnung ist wieder möglich.

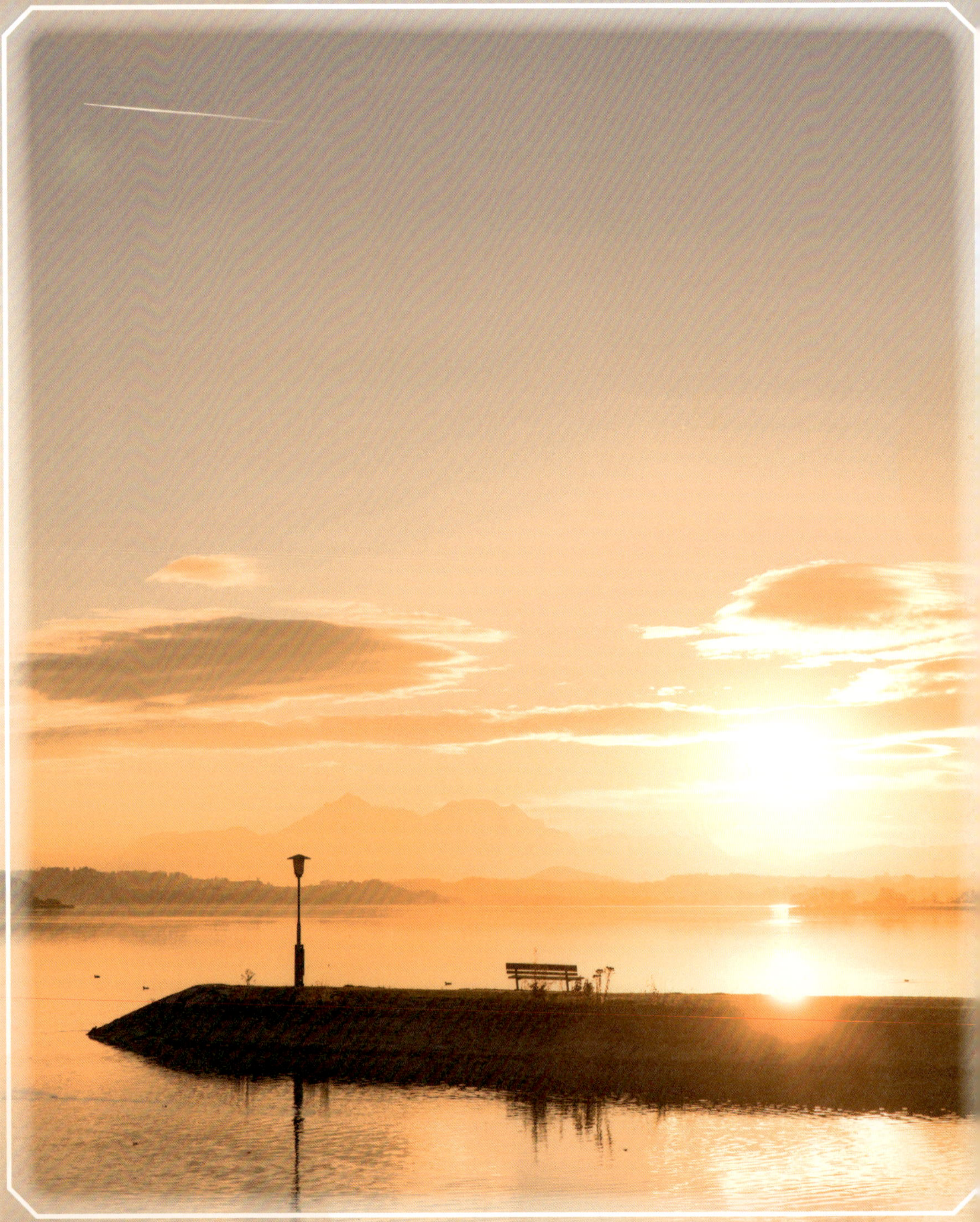

Annehmen, was ist – durch Akzeptanz

Gerade wenn Sie etwas nicht wirklich ändern können, wird die Übung der Akzeptanz Ihnen helfen, Frieden mit Ihrer Situation zu schließen. Das schenkt Ihnen mehr Gelassenheit und macht es Ihnen möglich, die Entscheidungen zu treffen, die für Sie richtig sind. Akzeptanz weist Ihnen den Weg aus der Opferrolle und erlöst Sie von Blindheit und Ignoranz gegenüber Ihren Möglichkeiten – jetzt können Sie einen Weg für sich finden. Akzeptanz ist die Basis für Heilung.

Ausstieg aus dem Kampfmodus

Zu akzeptieren bedeutet, Frieden zu schließen mit sich selbst und seiner Situation. Es heißt jedoch nicht, dass Sie sich damit einverstanden erklären müssen. Vielmehr entspricht die Akzeptanz einer inneren Haltung – dem wahrhaftigen Anerkennen der Situation.

Schließen Sie Frieden mit dem, was ist

»So ist es gerade. So fühlt es sich an. So sieht es aus. So riecht es. So schmeckt es. So hört es sich an.« Punkt! Keine Wertung, keine Interpretation. Sie sehen, wie die Situation sich in Ihrem Leben darstellt. Sie wenden sich nicht ab, Sie greifen nicht an. Sie bleiben neutral. Sie müssen noch nicht einmal umgehend aktiv werden. Vielmehr gibt Ihnen die Akzeptanz die Möglichkeit, erst mal innezuhalten, alle Fakten zu erkennen, um dann im Rahmen des Notwendigen zu schauen, welche Maßnahmen wirklich sinnvoll sind. Ihr Körper bekommt so die Ruhe, die er braucht.

Den Kampf beenden

Ganz anders, wenn Sie das, was ist, reflexartig und blind vor Panik und Wut bekämpfen: Solange Sie noch versuchen, mit aller Härte gegen die Situation anzugehen, oder den Kopf in den Sand stecken, befinden Sie sich im »Kampf oder Flucht«-Modus – also im Stress.

Natürlich haben Sie Angst, natürlich wollen Sie, dass Ihre Erkrankung verschwindet. In manchen Fällen sind dazu auch sehr intensive Maßnahmen nötig. Doch es ist ein großer Unterschied, ob Sie Krieg gegen Ihren Körper führen oder ob Sie die notwendigen Maßnahmen aus einer inneren Haltung der Achtsamkeit und mitfühlender Zuwendung heraus ergreifen und begleiten. Akzeptanz geht diesem Weg voraus. Sie macht es Ihnen möglich, vom wilden Aktionismus abzulassen und innezuhalten. Alle weiteren Schritte können dann besonnen gemacht werden.

Wieder ganz werden

Indem man annimmt, was ist, steigt man unmittelbar aus dem »Kampf oder Flucht«-Modus aus und beruhigt sich. Stress bewirkt, dass unser Immunsystem nicht mehr richtig gut funktioniert (Seite 30). Um es auf den Punkt zu bringen: Wenn Sie gegen Ihren kranken Körper kämpfen, hindern Sie ihn daran, gesund zu werden. So macht man seinen Körper zum Feind, trennt sich von ihm ab und kann ihm doch nicht entkommen. Das kann zu chronischem Stress führen, außerdem steht man so dem Heilungsprozess im Weg. Nehmen Sie dagegen an, was ist – Ihren Körper mit all seinen Schwächen, Ihre Lebenssituation und so weiter –, ist der Krieg aus, und Frieden kann einkehren: Der Stress lässt nach, Ihr Immunsystem erholt sich, und Ihre Selbstheilungskräfte können ihre Arbeit wieder aufnehmen.

Legen Sie die Opferrolle ab

Es gehört Mut dazu, eine schwierige Situation nüchtern zu betrachten und sich den Dingen zu stellen. Doch nur so können Sie sich selbst aus Ihrer Opferhaltung befreien und den quälenden Aufschaukelungsprozess von Drama, Ignoranz, Angriff und Flucht unterbrechen. Erst wenn Sie die Dinge akzeptieren, wie sie sind, können Sie Ihre Situation mit all ihren Möglichkeiten annehmen: Schritt für Schritt, von Augenblick zu Augenblick – und Heilung kann geschehen. Vielleicht nicht unmittelbar sichtbar durch das Verschwinden der Erkrankung (nicht immer kann unser Körper vollkommen genesen), sondern indem Sie sich wieder als ganzer Mensch fühlen, vollständig bei sich und im Leben sind. Heilung – so wie ich sie verstehe – bedeutet nichts anderes, als die Ganzheit wiederherzustellen: dass sich Ihr Körper und Ihr Geist, Ihr Kopf und Ihr Herz, ja dass Sie sich mit Ihrem Leben wieder verbinden. Akzeptanz verbindet!

Fragen Sie Ihren Arzt

Meditation ist kein Ersatz für eine ärztliche oder therapeutische Behandlung. Behalten Sie die verordneten Therapiemaßnahmen und Medikationen unbedingt bei. Wenn Sie daran etwas ändern möchten, besprechen Sie dies bitte mit Ihrem Arzt oder Therapeuten.

Lassen Sie das Nichtstun zu

Manche Menschen haben Angst, dass sie eine Situation für alle Zeiten manifestieren, wenn sie diese annehmen, und dass sich dann nichts mehr daran ändern lässt. Sollten Sie diese Angst teilen, kann ich Sie beruhigen. Erst die Akzeptanz verhilft Ihnen dazu, wirklich weise Maßnahmen zu ergreifen, weit mehr als der Zustand der Panik und des Widerstands. Manchmal ist es tatsächlich sehr klug, erst einmal gar nichts zu tun.

Wenn Sie eine Erkrankung haben, der eine tiefe Erschöpfung zugrunde liegt, kann das Nichtstun ein wichtiges, möglicherweise sogar

Alles braucht seine Zeit

Eine negative Situation akzeptiert man nicht von heute auf morgen. Es ist ganz normal, dass man erst einmal einige Schleifen dreht: durch Widerstand und Wut, Angst und Vermeidung, Kopf in den Sand stecken und erneut Widerstand und Wut. Das ist ein normaler Anpassungsprozess. Man braucht Zeit, um sich an eine veränderte Lebenssituation anzupassen (meistens drei Monate) und sie anzunehmen.

das wichtigste Heilmittel sein. Doch die Angst davor, nicht genügend zu unternehmen, und auch die Gewohnheit, dauernd aktiv sein zu müssen, verhindern die bei Erschöpfungszuständen so notwendige Regeneration durch aktives Nichtstun. Auch werden in der Panik manchmal unwirksame Maßnahmen ergriffen oder Mittel genommen – um wenigstens irgendetwas zu tun –, statt in Ruhe und mit Bedacht auszuwählen, was jetzt wirklich heilt. Akzeptanz schafft diese Ruhe, und sie schließt auch die Akzeptanz des richtigen Heilmittels ein. Im Endeffekt ist Akzeptanz ein bewusstes »Ja« zur gegenwärtigen Situation. Abwehr und Flucht erwachsen aus einem »Nein«.
Ich persönlich folge einem Mantra, das sich auch im *Kölschen Grundgesetz* wiederfindet: »Es ist, wie es ist.« Punkt.
Frieden mit einer schwierigen Lebenssituation oder einer Erkrankung zu schließen, ist kein leichtes Unterfangen und dennoch oft die einzige Möglichkeit, um nicht daran zu zerbrechen und aus dem, was bleibt, das Beste und Lebenswerteste zu machen.

AUS DER ANGST ZUR RUHE FINDEN

Manchmal können Ängste sich bis zu Panik steigern. Dann fällt einem Meditieren sehr schwer oder ist schlicht unmöglich. Wichtig ist, die Panik sofort auszubremsen und sich zu beruhigen. Folgende Empfehlungen können helfen, aus diesem emotionalen Ausnahmezustand auszusteigen:

- Verlassen Sie den Ort, an dem die Angst Sie gepackt hat. Gehen Sie zum Beispiel in ein anderes Zimmer. Wenn Sie zu Hause sind, gehen Sie dorthin, wo Sie sich sicher und geborgen fühlen.
- Geben Sie sich einen Moment Zeit, um sich zu beruhigen. Alles ist in Aufruhr. Sie

brauchen Abstand, etwas Stille und Zeit, um sich zu beruhigen.

- Legen Sie eine Hand auf Ihre Brust, die andere auf Ihren Bauch. Spüren Sie Ihre Hände und richten Sie Ihre Aufmerksamkeit bewusst darauf, wie sich Ihre Hände anfühlen und mit Ihrem Atem bewegen.
- Atmen Sie bewusst und langsam. Richten Sie Ihre volle Aufmerksamkeit auf Ihren Atem. Sagen Sie sich: »Es ist, wie es ist.«
- Atmen Sie ein, halten Sie den Atem für 1 bis 2 Sekunden an und atmen Sie dann ganz langsam und tief aus. Machen Sie das unbedingt so lange, bis Sie sich merklich beruhigt haben.
- Sagen Sie dabei leise oder laut zu sich selbst: »Es ist okay, Angst zu haben. Es ist normal. Nun kümmere ich mich um mich. Angst zieht durch mich hindurch.«
- Wenn Ihre Gedanken Achterbahn fahren und Sie keinen Abstand bekommen, schreiben Sie sich alles per Hand von der Seele. Anschließend markieren Sie sich die tatsächlichen Fakten in Ihrem Text oder schreiben diese noch einmal klar auf – ohne Interpretation, Zukunftsfiktion oder Wertung. Nur was jetzt wirklich ist.
- Wenn es Ihnen möglich ist, gehen Sie raus in die Natur. Gehen Sie anfänglich einfach so langsam oder so schnell, wie Sie mögen. Dann gleichen Sie Ihren Schritt Ihrem Atem an. Atmen Sie in 4 Schritten ein und atmen Sie in 4 Schritten wieder aus. Wenn Sie langsam gehen, atmen Sie in 1 bis 2 Schritten ein und in 1 bis 2 Schritten aus. Unterbrechen Sie Ihre Aufschaukelungsgedanken und richten Sie stattdessen Ihre Aufmerksamkeit immer wieder auf Ihren eigenen Atem und Ihre Schritte.
- Setzen oder legen Sie sich anschließend an einem für Sie schönen Platz auf den Boden, vielleicht angelehnt an einen Baum. Spüren Sie die Natur um Sie herum. Atmen Sie. Riechen, hören und ertasten Sie, was immer in diesem Moment da ist. Der Atem kommt und geht, Gedanken kommen und gehen, Angst kommt und geht, Hell und Dunkel folgen aufeinander. Lassen Sie sich von der Natur trösten. Nehmen Sie teil an allem, was jetzt gerade ist.

Akzeptieren, nicht hinnehmen

Im Gegensatz zum passiven Hinnehmen, wie es der Opferhaltung entspricht, bedeutet Akzeptanz ganz bewusst, aktiv und wach eine Situation anzunehmen, so, wie sie ist, und den eigenen Handlungsspielraum darin zu erkennen.

Körperliche Schmerzen leichter ertragen

Meditation kann Schmerzen nicht ein für alle Mal verschwinden lassen. Was Sie aber durch Meditation erreichen können, ist, dass Sie bestehende körperliche Schmerzen als weniger quälend erleben und sogar eine deutliche Erleichterung erreichen können.

Die Balance wiederherstellen

Wenn Sie den Widerstand gegen Ihren Zustand aufgeben, sich nicht mehr so stark mit Ihrem Schmerz identifizieren und aufhören, sich in Dramen hineinzusteigern, dann wird sich Ihr Stresssystem beruhigen. Mit einer ruhigen inneren Haltung können Sie mit Schmerzreizen wesentlich leichter umgehen. Zu akzeptieren, dass Ihr Körper durch Symptome wie Schmerzen, Schlafstörungen, Unruhe und so weiter ausdrückt, dass er aus der Balance geraten ist, hilft Ihnen viel mehr, als sich über den nicht richtig funktionierenden Störfaktor Körper aufzuregen.

Doch wie kommen Sie in die Akzeptanz? Wie soll das praktisch funktionieren, insbesondere wenn das, was Sie spüren, wirklich quält?

Es geht bei der nun folgenden Akzeptanzmeditation darum, dass Sie Ihre innere Haltung gegenüber den Schmerzsymptomen verändern. Sie werden von einer Kampf- oder Flucht-Haltung weggeführt, hin zu einer offenen, gewährenden, beobachtenden und neutralen inneren Geisteshaltung. Dadurch reduziert sich das empfundene Leid.

Was ist Leiden?

Leiden ist die Verzweiflung oder hilflose Wut, die aufkommt, wenn man mit der Diskrepanz zwischen Wunsch und Wirklichkeit konfrontiert wird und die Wirklichkeit, so, wie sie ist, weder annehmen noch verändern kann.

AKZEPTANZ-MEDITATION BEI KÖRPERLICHEN SCHMERZEN

TRACK 2

Nehmen Sie Ihre bevorzugte Meditationshaltung ein und machen Sie es sich so bequem wie möglich. Sie können die Augen schließen oder geöffnet lassen, wie Sie möchten.

- Erlauben Sie Ihrem Körper, zur Ruhe zu kommen.
- Spüren Sie Ihren Atem und bleiben Sie Atemzug für Atemzug mit Ihrer Aufmerksamkeit dabei.
- Lassen Sie die Gedanken kommen und gehen, ohne ihnen zu folgen. Kehren Sie mit Ihrer Aufmerksamkeit immer wieder zurück zum Atem, falls Ihre Gedanken abschweifen sollten. Lassen Sie Ihren Geist so auf ganz natürliche Weise wieder zur Ruhe kommen.
- Nun lassen Sie den Atem etwas in den Hintergrund treten und richten Ihre Aufmerksamkeit ganz bewusst auf unangenehme körperliche Empfindungen, wie beispielsweise verspannte Muskeln, Schmerzen in den Knien, im Rücken, im Bauch oder im Kopf. Vielleicht juckt es Sie irgendwo, oder Ihr Fuß schläft ein.
- Erlauben Sie der unangenehmen Empfindung, da sein zu dürfen. Lassen Sie sie da sein und atmen Sie dabei bewusst, aber ganz natürlich ein und aus.
- Nehmen Sie es bewusst wahr, sobald Sie Ihr Körpergefühl kommentieren, sich an- oder verspannen, Ihren Körper für sein Schmerzempfinden kritisieren oder dramatisieren. Versuchen Sie sich dann umgehend so weit wie möglich zu entspannen.
- Beobachten Sie, was passiert, wenn Sie sich den Dramagedanken gar nicht erst hingeben, sondern sie sofort unterbrechen und Ihre Aufmerksamkeit auf Ihren Atem richten. Immer und immer wieder.
- Statt sich in Gedanken über die Situation zu verlieren, erforschen Sie, was diese Empfindung ausmacht! Wie stellt sie sich Ihnen gerade dar? Wo genau können Sie den Schmerz in Ihrem Körper spüren? Ist er klar abgegrenzt oder wandert er? Pulsiert, juckt oder sticht es? Bleiben Sie im erspürenden Beobachten. Wann immer Sie anfangen, das, was Sie wahrnehmen, zu dramatisieren, oder sich in Kommentaren ergehen, unterbrechen Sie dies und bringen Sie sich direkt zum Spüren der Körperempfindung zurück.
- Wenn es sich für Sie gut anfühlt, dann legen Sie nun eine Hand auf die schmerzende Stelle und formulieren Sie Ihre ganz persönliche Akzeptanzformel, wie beispielsweise: »Es darf sein, wie es ist.« Bleiben Sie weiter im sanften Kontakt und atmen Sie mit dem, was Sie spüren.
- Wenn Sie gedanklich abschweifen und das Interesse an der Körperempfindung verlie-

ren, lösen Sie Ihre Hand von der Stelle und richten Ihre Aufmerksamkeit wieder bewusst auf Ihren Atem. Verweilen Sie dort für einige Atemzüge.

› Um die Meditation zu beenden, atmen Sie noch einmal tief ein und aus, öffnen langsam Ihre Augen und lösen Ihre Haltung behutsam wieder auf.

AKZEPTANZMEDITATION »TO GO«

Egal, wo Sie im Alltag von Schmerzen oder Unwohlsein überfallen werden, Sie können sich sofort und überall in Akzeptanz üben. Die vorangegangene Akzeptanzmeditation (Seite 57) ist eine Voraussetzung für die nun folgende »To go«-Variante. Mit ihr haben Sie eine forschende, gewährende Haltung eingeübt. Diese steht Ihnen dann im Alltag ebenfalls zur Verfügung. Probieren Sie es einfach aus, sobald es mal wieder losgeht.

› Legen Sie Ihre Hand auf die schmerzende Stelle und gehen Sie mit dem, was Sie spüren, in Kontakt.

› Atmen Sie »damit« und sprechen Sie Ihren Akzeptanzsatz innerlich oder, wenn Sie alleine sind und das mögen, auch laut vor sich hin: »Es darf sein, wie es ist.«

› Meist spannt sich der Körper an, wenn man Schmerzen hat. Klar: Ist ja auch ein Stressmoment. Versuchen Sie sich Erleichterung zu verschaffen, indem Sie ausatmend locker lassen. Lassen Sie Ihre Muskeln ganz bewusst locker. Mit jedem Ausatmen immer ein Stückchen mehr.

› Um die Meditation zu beenden, atmen Sie noch einmal tief ein und wieder aus und lösen anschließend Ihre Haltung behutsam wieder auf.

Neue Reaktionsmuster im Gehirn programmieren

Annehmen, was ist, und gleichzeitig die Anspannung der Muskulatur lösen: Das hilft Ihrem Körper und auch Ihrem Gehirn zu fühlen, dass alles in Ordnung ist, so, wie es ist. Das Signal an Ihren ganzen Organismus lautet also: »Entspannung, Gelassenheit – alles sicher!« Auf diese Weise setzt in Ihrem Gehirn ein Lernprozess ein, und es sorgt dafür, dass neue Nervenbahnen angelegt werden, die es Ihnen mit der Zeit ermöglichen, wesentlich gelassener auf bestimmte Reize zu reagieren. Jede Gewohnheit und jede automatisierte Reaktionsweise ist durch stete Wiederholung entstanden. Dadurch haben sich Reaktions-Verschaltungen in Ihrem Gehirn ausgebildet, die man sich wie ein riesiges neuronales Netzwerk vorstellen kann, das zu allem nervliche Verknüpfungen gebildet hat, was in so einer Situation gebraucht wird, ob Sie nun Tanzen lernen, nach einem Umzug einen neuen Arbeitsweg finden oder eine Lebenskrise meistern müssen. Unser Gehirn speichert alles ab. In der wiederholten Bewältigung von Stresssituationen wird üblicherweise die

passende Hormonausschüttung, das dazu passende Gefühl und die Handlungsweise oder Bewegung, die uns bisher am besten geholfen hat, abgespeichert und in jeder ähnlichen Situation abgerufen. Je intensiver etwas geübt wurde, desto stabiler der Schaltkreis. Auf diese Weise sind Sie in der Lage, ohne auch nur darüber nachzudenken, auf bestimmte Situationen zu reagieren. Solche Reaktionsautomatismen sind sehr wichtig, denn sie sparen Zeit und Energie und können das Überleben sichern – zum Beispiel wenn man von einem Säbelzahntiger verfolgt wird. Wenn Sie nun beispielsweise immer mit Drama, Abwehr oder Flucht, Ärger oder Angst auf Ihre Schmerzreize reagieren, dann üben Sie sich regelrecht im automatisierten Drama oder darin, immer mit Wut, Angst, Angriff oder Furcht zu reagieren. Mit jeder Wiederholung dieser Reaktion werden Sie immer besser im Gestresstsein. Auch der Schmerz wird chronisch, weil Ihr Körper in eine Art Dauerspannung gerät, die immer stärker wird, je gestresster Sie sich fühlen. Die gute Nachricht ist: Sie können diesen Prozess auch umkehren!
So geht's: Signalisieren Sie Ihrem Gehirn, indem Sie bewusst und wertneutral in den Kontakt gehen mit der Situation und der Symptomatik: »Hey, sieh doch mal, neutral betrachtet ist es aushaltbar und so weit okay!« Anschließend lösen Sie aktiv die vorhandenen Spannungen in Ihrem Körper. Ihr Gehirn lernt dadurch: »Jetzt ist Gelassenheit angesagt!«, und bildet entsprechende neuronale Verknüpfungen aus. Je häufiger Sie dieses deeskalierende Reiz-Reaktions-Muster üben, desto stärker schleift es sich ein. Das Ergebnis: Ihr Körper lernt, auf den Schmerz zunehmend entspannter zu reagieren.
Keine Sorge: Wenn es wirklich bedrohlich ist (Säbelzahntiger und ihre Entsprechungen in unserer heutigen Zeit), dann wird Ihr Organismus alle der Situation angemessenen Stressreaktionen an den Tag legen, um sich zu retten. Doch in vielen anderen Situationen, wo diese übermäßige Reaktion Sie nur unnötig quält, werden Sie künftig wesentlich gelassener und ruhiger sein.

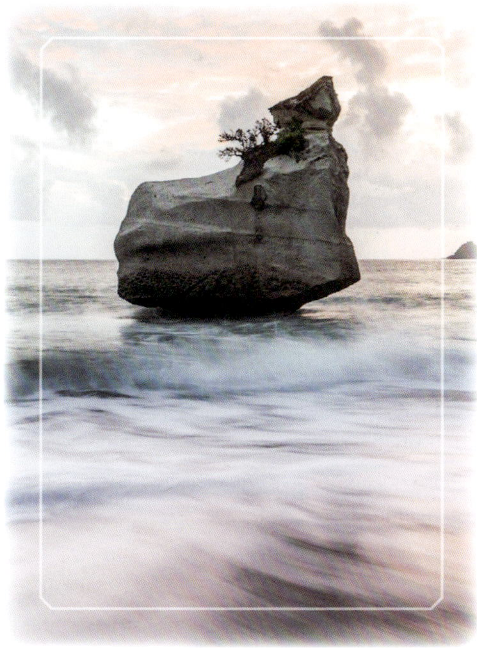

Stressmanagement kann Ihnen helfen, wie ein Fels in der Brandung zu ruhen.

Umgang mit seelischem Schmerz

Kummer, Trauer, Wut, Angst, Eifersucht oder Neid können genauso wehtun wie körperliche Schmerzen und gehen nicht selten mit körperlichen Erkrankungen einher oder sind selbst Ursache davon. Auch hier eignet sich die Meditation, um Erleichterung und Heilung zu finden.

Akzeptieren Sie Ihre Gefühle

Je besser Sie mit sich umzugehen wissen, desto weniger wird Sie eine Situation quälen. Und umso mehr sind Sie vor psychosomatischen Symptomen geschützt. Akute und chronische Erkrankungen erzeugen bisweilen starke emotionale Reaktionen. Als Betroffener fühlt man sich nicht selten einsam, ist traurig, wird wütend auf sich selbst, auf die Behandler, auf das System, auf die Gesellschaft … Es ist wichtig zu verstehen, dass diese Gefühle normal sind und zum Anpassungsprozess an Veränderungen dazugehören (Seite 54). Ebenso wichtig ist es, darin nicht zu verharren, denn sonst facht man selbst das Feuer in seiner persönlichen Hölle an. Wie können Sie es also schaffen, mit quälenden seelischen Schmerzen umzugehen? Auch hier hilft Akzeptanz.

Erleichterung durch Akzeptanz

Sie wissen, wie es sich anfühlt, wenn Ihnen jemand sagt: »Ach, so schlimm ist das doch nicht!«, »Ich weiß gar nicht, was dich da so wütend macht« oder, was man auch immer wieder hört: »Sei nicht traurig!« – Doch wie bitte soll man, wenn man total niedergeschlagen ist, den Hebel umlegen und nicht mehr traurig sein? Vielleicht geht es Ihnen in solchen Situationen so wie mir: Ich werde noch wütender oder fühle mich dann völlig unfähig, glücklich zu sein und die Kurve zu kriegen, was mich noch trauriger macht und wütend auf mich selbst. Was ist passiert: Ich werde nicht gesehen! Daraufhin verstärkt sich das Gefühl – es will ja gesehen werden – und produziert sich damit noch ein bisschen mehr. Man trifft auf Ablehnung, und Ablehnung führt zu Stress. Man hält dagegen, und die Stimmung wird noch schlechter. Großartig! Braucht kein Mensch! Wie wohltuend ist es, wenn dann jemand kommt, der einen in den Arm nimmt und sagt: »Mensch, das ist doch verständlich, dass du traurig, wütend, eifersüchtig oder ängstlich bist. Was für eine anstrengende Situation!« In diesem Moment werden Sie und Ihre Trauer, Wut, Eifersucht oder Angst dahinschmelzen. Was entsteht, ist

Erleichterung durch Annahme. Wir brauchen nichts beweisen, wir werden gesehen und angenommen. Es ist, wie es ist. Wir sind Menschen. Wir haben diese Gefühlswelt. Das macht uns so lebendig. Das macht uns zu fühlenden und damit auch mitfühlenden und auch liebesfähigen Wesen. Ohne Gefühl – wer oder was wären wir dann?!

Raum für Empathie mit sich selbst

Da man nicht immer auf einen verständigen und emphatischen Gesprächspartner hoffen kann, wäre es hilfreich, sich selbst gegenüber diese wundervoll warmherzige Akzeptanz empfinden zu können. Deshalb stelle ich Ihnen nun eine Meditation vor, die der auf körperliche Schmerzen ausgelegten Meditation ähnlich ist (Seite 57), sich allerdings noch einer kleinen Erweiterung bedient: Man nutzt das Einatmen, um den Aspekt des Annehmens zu verstärken, und das Ausatmen, um dabei wirklich tief loszulassen.

Diese Art der Meditation ist einer alten buddhistischen Meditationsform angelehnt, dem Tonglen, was übersetzt »Geben und Annehmen« bedeutet. Ich stelle sie hier in einer modernen, vereinfachten Form vor. Es ist ganz besonders wichtig, dass Sie diese Meditation an einem wohligen Ort durchführen, an dem Sie sich geborgen und sicher fühlen. Machen Sie es sich schön. Eine warme Decke, vielleicht auch eine Wärmflasche und eine Kerze schaffen Behaglichkeit.

Bitte beachten!

Beginnen Sie zunächst mit leichten, nicht zu starken Gefühlen. Auf einer Scala von 0 (keine Intensität) bis 10 (extreme Belastung) sollte sich die Intensität Ihrer Belastung durch das negative Gefühl für die ersten paar Male maximal auf Stufe 3 (leichte Intensität) befinden. Mit zunehmender Sicherheit und Übung können Sie die Belastungsstufe dann langsam erhöhen.

Fragen Sie sich, welche Intensität hat das Gefühl, mit dem Sie arbeiten möchten. Meist taucht dann vor Ihrem inneren Auge eine Zahl auf, entweder als Wort oder als Bild. Alternativ können Sie sich beispielsweise auch ein Thermometer, einen Messbecher oder ein Tacho mit einer Skalierung von 0 bis 10 vorstellen und schauen, wo der erste Messpunkt auftaucht. Das erste Bild, das Sie sehen werden, ist Ihre Intuition. Anschließend kann es sein, dass das Bild immer wieder in der Skalierung wechselt. Das ist Ihr Verstand, der am Regler herumschiebt und das Bild verzerrt. Vertrauen Sie dem ersten Bild. Meiner Erfahrung nach passt dies in den meisten Fällen.

Bitte beenden Sie die Übung, wenn Sie sich nicht wohlfühlen. Für schwere, Sie stark belastende Themen brauchen Sie sehr viel Übung und bei traumatischen Erfahrungen auch therapeutische Begleitung. Sollten Sie aktuell vollkommen überwältigt sein von Ihrem seelischen Schmerz oder traumatisiert und mit immer wiederkehrenden Bildern oder Empfindungen (Flashbacks) zu tun haben, verzichten Sie bitte auf diese Meditation.

Durch das Tonglen kultivieren Sie eine neue Haltung der Belastungssituation gegenüber. Das ist in einer konkreten Situation, die einen im Augenblick emotional überfordert, natürlich nicht immer unmittelbar möglich. Erst wenn wieder etwas mehr Stabilität und Ruhe eingekehrt sind, ist Ihr Gehirn in der Lage, Neues aufzunehmen und umzusetzen.

TONGLEN BEI SEELISCHEM SCHMERZ

TRACK 3

Nehmen Sie Ihre bevorzugte Meditationshaltung ein. Sie können die Augen schließen oder geöffnet lassen, ganz wie Sie wollen.

- Erlauben Sie Ihrem Körper, zur Ruhe zu kommen.
- Spüren Sie Ihren Atem und bleiben Sie mit Ihrer Aufmerksamkeit ganz bei ihm – Atemzug für Atemzug.
- Nun lassen Sie den Atem wieder etwas in den Hintergrund treten. Werden Sie sich darüber bewusst, was Sie im Moment seelisch umtreibt. Wie geht es Ihnen im Augenblick? Sind Sie traurig, ärgerlich, wütend oder eifersüchtig? Vielleicht haben Sie auch einfach nur Angst. Benennen Sie Ihr Gefühl oder Ihre Gefühle!
- Erforschen Sie, wo sich dieses Gefühl in Ihrem Körper ausdrückt. Vielleicht spannen Sie Ihre Kiefermuskulatur an oder ziehen die Augenbrauen zusammen, fühlen einen Kloß im Hals, ballen Ihre Hände zu Fäusten, oder Ihr Herz klopft oder Ihre Brust fühlt sich eng an.
- Legen Sie nun eine Hand auf Ihren Herzraum oder dorthin, wo Sie diese Geste als angenehm oder tröstend empfinden.
- Sagen Sie sich im Stillen: »Schmerz (oder Angst, Wut, Trauer …) zieht durch mich hindurch. Ich nehme mich an, wie ich gerade bin.«
- Atmen Sie einmal tief ein und bekräftigen Sie mit dem Einziehen der Luft das Annehmen. Lassen Sie die Emotion durch sich hindurchziehen.
- Atmen Sie anschließend langsam und tief aus. Lassen Sie alle Spannung aus Ihrem Körper fließen, lassen Sie alles locker und sagen Sie sich: »Alles darf so sein, wie es gerade ist.«
- Wiederholen Sie dies bei Bedarf noch ein paar Mal.
- Lösen Sie nun langsam und sanft Ihre Hand von Ihrem Herzraum.
- Anschließend kehren Sie wieder zur einfachen Atemmeditation zurück.
- Bleiben Sie sitzen und genießen Sie diese Verbundenheit mit sich. Atmen und spüren Sie sich noch eine Weile.
- Um die Meditation zu beenden, atmen Sie noch einmal tief ein und wieder aus, öffnen gegebenenfalls ganz langsam Ihre Augen und lösen anschließend Ihre Haltung behutsam wieder auf.

RUHIG BLEIBEN DURCH TONGLEN

Tonglen kann man überall: im Wartezimmer, in einem Meeting, an der Bushaltestelle, im Bett liegend, wenn Sie nicht schlafen können, oder wenn Ihnen gerade jemand auf die Füße getreten ist und Sie sich angegriffen fühlen. Sie brauchen dazu keine Meditationshaltung einnehmen. Es reicht, dass Sie kurz mal für ein paar Momente oder Atemzüge für sich sein können. Wenn Sie dazu auf die Toilette gehen müssen, tun Sie das! Wenn es Ihnen hilft, legen Sie die Hand aufs Herz und atmen Sie. Lassen Sie alles ein-, durch Sie hindurch- und wieder ausströmen – und lassen Sie locker. Durchlüften Sie mit Ihrem Atem festgefahrene emotionale Situationen. Der Effekt ist verblüffend: Sie bleiben offen in Situationen, in denen Sie sich sonst abwenden würden, weil Sie überfordert wären, dichtmachen oder zum Angriff blasen würden. Sie bleiben weicher und im Kontakt mit dem, was geschieht. Und können nun angemessen agieren.

Meist werden Schwierigkeiten in Form von dunklem Rauch oder Licht visualisiert, die mit dem Einatmen in eine imaginäre Lichtsphäre im Herzraum hineingenommen werden. Meine Schüler und ich selbst haben hier unterschiedliche Erfahrungen gemacht, und ich empfehle Ihnen, Ihrem eigenen Empfinden zu folgen. Ob Sie nun Rauch oder Dunkelheit visualisieren oder die emotionale Belastung oder den seelischen Schmerz einfach so einatmen und sich vorstellen, wie sie durch Sie hindurchziehen, ist eigentlich egal. Alle Gefühle sind Durchgangsphänomene. Indem wir sagen: »Wut (oder was auch immer) zieht durch mich hindurch«, erinnern wir uns daran, dass ein Gefühl nichts Festes ist, sondern kommt und geht und sich wandelt.

Üben Sie so, wie es für Sie am leichtesten und stimmigsten ist. Wenn Sie mögen, können Sie sich zusätzlich zum Loslassen mit dem Ausatmen vorstellen, wie Licht ausströmt und Sie mit allem versorgt, was Ihnen guttut.

Im Kern geht es beim Tonglen darum, aus einer Negativtrance herauszukommen. Deswegen wird noch lange kein Regenbogeneinhorn durch Ihre Meditation hoppeln (ab jetzt schon, denn dieses Bild geht Ihnen jetzt nie wieder aus dem Kopf) und alles Negative magisch wegzaubern. Aber Sie bekommen Ihren Kopf wieder hoch, und Ihr Herz wird wieder weit. Durch Tonglen können Sie verhindern, auf bestimmte Dinge mit Abwehr zu reagieren, und das wird Ihre Befindlichkeiten und damit Ihr Leben wesentlich erleichtern.

In der vorderen Klappe dieses Buches finden Sie eine alltagstaugliche Tonglen-Übung für Unterwegs: »Tonglen im Alltag«.

Für den Fall, dass Sie mal überhaupt keine Ahnung haben, was Ihnen gerade guttun könnte, schlage ich folgende Formel vor:

- Atmen Sie aus und lassen Sie locker.
- Sprechen Sie einen offenen Wunsch aus: »Möge alles Heilsame, was mir zutiefst guttut, zu mir fließen und mich nähren.«

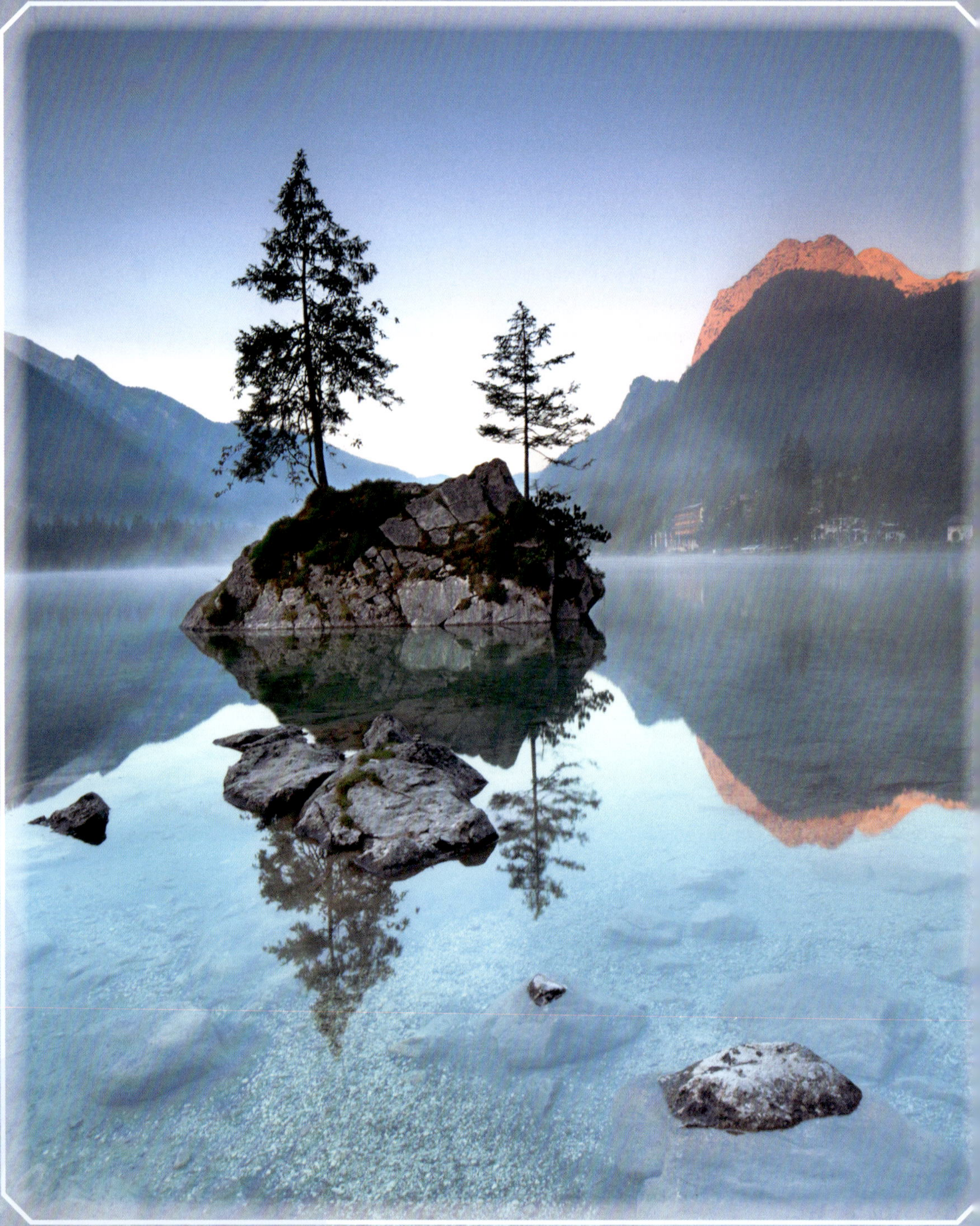

Meditationen der inneren Fülle

Im letzten Kapitel möchte ich Sie dazu inspirieren, Ihre Gedanken ganz gezielt für Ihre Heilung einzusetzen. Gedanken haben eine unglaubliche Kraft. Wenn Sie ihre heilsamen Kräfte zu nutzen wissen, werden Ihre Gedanken Sie in jeder Beziehung unterstützen.

Gedanken erschaffen Realität – durch Visualisierung

Was immer Sie denken und träumen – es ist das Potenzial, aus dem Ihre Wirklichkeit erwächst. Sie schaffen mit Ihren Gedanken Realitäten – positiv wie negativ. Allen Handlungen gehen Gedanken voraus, und diese erzeugen Befindlichkeiten. Gedanken können Ihre Selbstheilungskräfte stärken.

Die Kraft der Gedanken

Was Sie fühlen und wie Sie die Welt wahrnehmen, hat ziemlich wenig damit zu tun, was tatsächlich geschieht. Erst unser Geist erschafft das, was wir als unsere Realität erleben. Esoterischer Quatsch? Nein! Inzwischen haben Sie schon einiges darüber gelesen, wie Denken funktioniert und was unsere Interpretationen mit uns machen. Was wir daraus lernen können, ist: Gedanken sind machtvoll. Sie haben die Kraft, uns innerhalb kürzester Zeit von Hoffnung in Furcht fallen zu lassen, von tiefem Frieden und dem Gefühl, sicher zu sein, in ein riesengroßes Drama aus Furcht und wütenden Schreckensszenarien. Gedanken bringen uns überall hin. Wir können mit der Kraft unserer Gedanken in eine imaginäre Zukunft reisen oder Orte und Begegnungen aus unserer Vergangenheit wiedererleben.
Ja, wir können mit ihr sogar unser Befinden beeinflussen, positiv wie negativ.

Exakt diese Kraft können Sie nutzen: Richten Sie Ihre Gedanken so aus, dass sie Ihnen helfen, Ihren Körper in seinem Selbstheilungsprozess zu unterstützen. Was Sie denken und wofür Sie Ihre Gedankenkraft einsetzen, ist allein Ihre Entscheidung. Ihr Gehirn und Ihr Organismus folgen Ihnen lediglich. Wenn Sie wissen, wie Sie Ihre Gedanken heilsam nutzen können, verfügen Sie über ein machtvolles Werkzeug, sich auf Heilung und Wohlbefinden auszurichten. Ihre Kraft und Energie folgt immer Ihrer Aufmerksamkeit. Dafür müssen Sie kein Magier sein. Es ist einfache Logik.

Die Geisteskraft nutzen

Damit Sie die Kraft Ihrer Gedanken nutzen können, brauchen Sie die Fähigkeit, selbst entscheiden zu können, worauf Sie Ihre Aufmerksamkeit lenken möchten und womit sich Ihre Gedanken dann befassen sollen.
Durch die Atemmeditation (Seite 38) und die

Körperreise mittels Body-Scan (Seite 34) haben Sie sich mit Ihren gedanklichen Prozessen bereits vertraut gemacht und gelernt, sich immer wieder bewusst mit Ihrer Aufmerksamkeit auszurichten. Sie haben gelernt, sich immer wieder auf Ihre Atmung oder die Empfindungen Ihres Körpers zu fokussieren. Und genau das hat Ihre Konzentrationsfähigkeit geschult. Mittlerweile haben Sie ein wenig Erfahrung und wissen, dass Sie nicht mehr jedem Gedankenimpuls folgen müssen. Sie können Ihr Gedankenkarussell unterbrechen und Ihre Aufmerksamkeit auf das richten, womit Sie sich wirklich befassen wollen.
In der Mitgefühlsmeditation (Seite 47) haben Sie sich darin geübt, Ihren Gedanken bewusst eine Ausrichtung zu geben. Damit konnten Sie ein heilsames Gegengewicht schaffen zu der Neigung des Nörgelns und Kritisierens.
Nun möchte ich diese Fähigkeit um einen Aspekt erweitern – um Ihre Fähigkeit, Ihre Fantasie bewusst dazu zu nutzen, sich konzentriert vorzustellen, wie Ihr Körper sich selbst heilt. Leider sind die meisten Menschen großartig darin, sich vorzustellen, wie etwas schiefgeht oder wie der Körper noch kränker wird. Wir drehen das jetzt um!
Sie werden lernen, diese Fähigkeit dazu zu nutzen, Ihre Gedanken zu lenken, sodass Sie sich vorstellen können, wie wohl Sie sich fühlen, wie sich Ihr Körper selbst repariert, Nähr- und Wirkstoffe dahin transportiert werden, wo sie gebraucht werden, und wie sich Ihre Zellen wieder regenerieren.
Unser Körper hat von Natur aus ein großes Potenzial an Selbstheilungsfähigkeiten. Durch die moderne Schulmedizin sind wir es gewohnt, Heilung eher von außen – durch Medikamente, eine Operation, eine Therapie – zu erwarten. Das Bewusstsein für unsere innere Heilerin beziehungsweise unseren inneren Heiler haben wir irgendwann verloren. Durch die vorangegangenen Meditationen haben Sie jedoch bereits einen großen Schritt getan und Ihren Körper in seiner Selbstheilungskraft unterstützt.
Eine der wichtigsten Voraussetzungen, um Ihre Selbstheilungskräfte zu mobilisieren, ist es, negativen Stress zu reduzieren, damit Ihr Immunsystem sich regenerieren kann. Wenn Sie Ihren Organismus zusätzlich mit heilsamen Bildern unterstützen, können Sie den Vorgang noch verstärken.

Stress ist kontraproduktiv

Unter Stress verschlimmern sich alle Erkrankungen. Es ist für die Genesung unverzichtbar, dass Sie Ihren Stresspegel senken und für Ihre Ausgeglichenheit sorgen.

Die Tradition der Heilmeditation

Heilmeditationen sind schon sehr alt. Viele Naturvölker und ihre Schamanen wussten schon sehr früh um die Heilkraft des Geistes und nutzten diese Fähigkeit. Inzwischen sind sie in modernen therapeutischen Ansätzen ein wichtiger Teil in der ganzheitlichen Behandlung. »Der Glaube versetzt Berge«, lautet ein Sprichwort. Das beweist auch die Placebo-Forschung. Schmerzen verschwinden, obwohl lediglich eine Kochsalzlösung gegeben wird. Erkrankungen bessern sich oder verschwinden komplett, obwohl die Patienten nichts anderes als wirkstofffreie Zuckerpillen einnehmen – all dem liegt der Glauben zugrunde, es handele sich bei dem Verabreichten um ein hochwirksames Medikament. Das lässt stark darauf schließen, dass unsere Vorstellung von »Ab jetzt wird alles gut« unserem Organismus den Impuls der Heilung geben kann. Die Placebo-Pille ist nur die Brücke, um von einer Krankheitsrealität in die Heilungsrealität zu gelangen. Doch wie gelangen wir auf die Seite der Heilung, wenn wir kein Scheinmedikament zur Verfügung haben? Wir nutzen das machtvollste unserer Werkzeuge, durch das das Scheinmedikament überhaupt erst wirkt: unsere Vorstellungskraft!

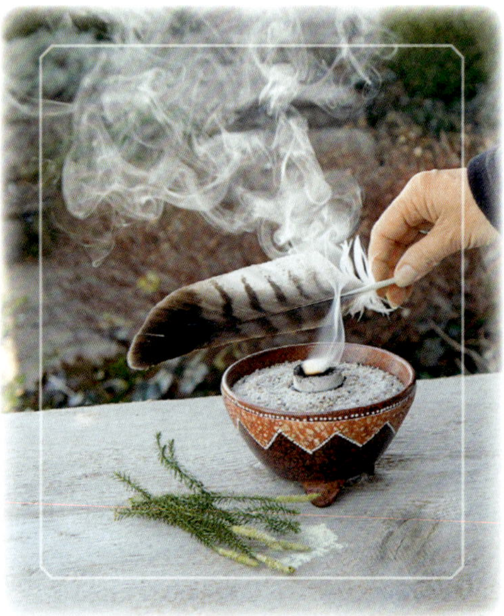

Unsere Vorfahren kannten die Heilkraft der Gedanken. Im Schamanismus wird dieses Wissen weiter gepflegt.

Die Kunst der Vorstellung

Es reicht allerdings nicht aus zu denken: »Ich werde gesund.« Sie müssen darüber hinaus das, was Sie sich vorstellen, auch tatsächlich fühlen, so als wäre es bereits Realität. Warum? Wenn Sie sich lediglich sagen: »Ich werde gesund!«, und dabei unterschwellig die Befürchtung hegen, dass es ja doch nicht klappt, ist das Stress für Ihren Körper, und Ihr Immunsystem wird versagen. Erinnern Sie sich, dass ich das menschliche Gehirn als ein vornehmlich fühlendes Organ beschrieben habe (Seite 31)? Sinnliche Wahrnehmung steht für das Gehirn an erster Stelle. Es produziert Bilder und Empfindungen. Daten, Zahlen, Fakten sind meist zweitrangig (Ausnahmen bestätigen wie immer die Regel). Für unseren Organismus ist die gefühlte Wahrheit viel wichtiger als jeder Text, und sei er noch so logisch und positiv. Wenn Sie sich jedoch bildlich vorstellen, wie sich Ihre Hand wieder geschmeidig bewegt, wie es sich anfühlen wird und was Sie dann alles Schönes machen können, entsteht erst ein überraschtes und dann ein freudiges Gefühl. Lassen Sie diese Gefühle zu. Vielleicht taucht auch Dankbarkeit auf. Das ist wunderbar. Dankbarkeit ist ein Verstärker! Lassen Sie diese positiven Gefühle immer weiter zu. Schwelgen Sie in Dankbarkeit und Freude! Das alles verändert Ihre komplette Biochemie:

- Stresshormone werden abgebaut.
- Glückshormone wie Endorphin und Dopamin werden ausgeschüttet.
- Ihr Gehirn fängt schon mal an, neue Nervenbahnen für Handbewegungen zu bilden (oder die alten zu reaktivieren), stärkt diese mit wachsender Bewegungsvorstellung und baut gleichzeitig die neuronalen Verknüpfungen der Schonhaltung und Schmerzweiterleitung ab.
- Die Durchblutung des Gewebes verbessert sich, da Ihr Blut wieder flüssiger wird (unter Stress wird es dicker) und sich Ihre Adern bis hin in die feinen Kapillargefäße wieder weiten.
- Ihre Zellen werden aufnahmebereiter.
- Nährstoffe erreichen Ihren Einsatzort besser und können außerdem besser aufgenommen werden.

Und so nimmt der Heilprozess langsam seinen Lauf. Wenn Sie jedoch Angst haben und diese nähren, daran zweifeln, dass es klappt, dann werden Sie diese Selbstheilungsprozesse verhindern. Alles, was Sie tun müssen, um Ihren Organismus – Ihren Körper und Ihre Seele – auf Heilung einzustimmen, ist:

- positive Heilungsgedanken nutzen – das können Worte oder ganze Sätze sein,
- sich diese Heilungsgedanken wirklich so plastisch wie möglich vorstellen und
- fühlen, als würde es gerade passieren,
- Dankbarkeit und Freude zulassen
- und so intensiv wie möglich spüren.

Dankbarkeit trainieren

Dankbar zu sein, ist eine Fähigkeit, die leider nicht sehr weit verbreitet zu sein scheint. So fällt vielen Menschen eher auf, was nicht so gut läuft, statt das, was wunderbar funktioniert. Aber warum ist das so? Für das Überleben unserer Vorfahren war es essenziell, zu erkennen, was gefährlich oder schlecht sein könnte, und darauf ist unser Gehirn heute noch programmiert (Seite 59). Wie ein Trüffelschwein sucht es die potenzielle Bedrohung. Hat es etwas ausgemacht, bringt es uns in Verteidigungs- oder Fluchtbereitschaft. So entsteht Stress. Und unter Stress reagiert unser Gehirn dann doppelt empfindlich und entdeckt immer neue Bedrohungen. Schnell scheint sich die ganze Welt gegen uns verschworen zu haben: Alles läuft schief, das Wetter ist schlecht, das Licht zu dunkel, die Schmerzen stärker als sonst, und unsere

Freunde waren auch schon mal netter. Wir nörgeln. Doch durch Nörgeln richtet man seine Aufmerksamkeit auf die Dinge des Lebens, die negativ sind. Wenn Sie in dieser Stimmung bei Sonnenschein neben Ihrer besten Freundin auf einer Parkbank sitzen, die Ihnen erzählt, wie schön sie das jetzt gerade findet, werden Sie das Gefühl haben, in einem völlig anderen »Film« zu sein. Stimmt! Sie spielen die Hauptrolle in einem Stressfilm. Umso schwerer oder sogar unsinniger könnte Ihnen die nächste Übung erscheinen. Doch gerade deswegen sollten Sie sich darauf einlassen, denn sie kann Ihr Gehirn wieder auf positiv programmieren, sodass sich Ihre Laune schlagartig bessert! Plötzlich können Sie die Sonnenlücken im wolkenverhangenen Himmel sehen und sich darüber freuen, dass Sie noch einen Rest Kaffeepulver für ein Tässchen vorfinden – statt sich darüber zu ärgern, dass Sie keinen Kaffee mehr haben. Diese magische Übung heißt »Dankbarkeit« und geht so:

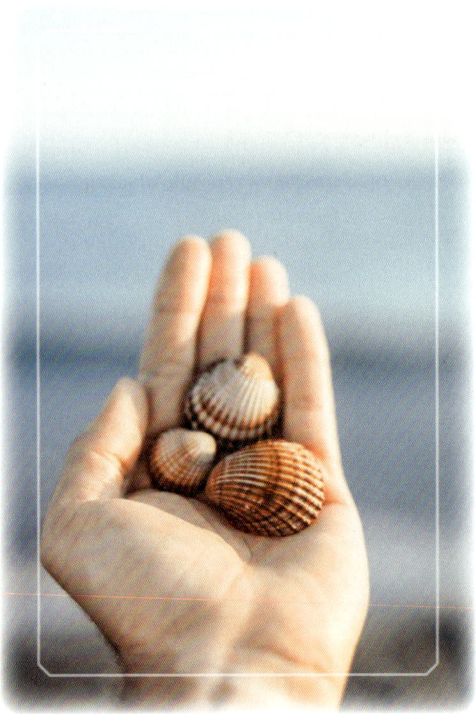

Die schönen Seiten eines Tages zu erkennen und anzuerkennen, kann dankbar und froh machen.

DANKBARKEITS-ÜBUNG

Machen Sie diese Übung über mehrere Tage oder Wochen und beobachten Sie, wie sich Ihre Wahrnehmung verändert. Die Dankbarkeitsübung sorgt für neue neuronale Verknüpfungen in Ihrem Gehirn – und zwar auf eine sehr angenehme Weise. Sie schult Ihr Gehirn darin, die Aufmerksamkeit grundsätzlich auf all das zu richten, was funktioniert, angenehm und schön ist. Sie wissen: Es ist immer alles gleichzeitig vorhanden. Sie sind es, der oder die aus diesem Potenzial schöpft. Die Welt bleibt, wie sie ist, Sie verändern lediglich Ihre persönliche Wahrnehmung und damit auch Ihre Biochemie und Energie. Freud und Leid liegen nah beieinander. Sie haben die Wahl!

- Registrieren Sie im Laufe des Tages alles, was funktioniert, oder angenehme Dinge, die Ihnen widerfahren. Das könnte beispielsweise sein, dass es plötzlich aufhört zu regnen, sobald Sie das Haus verlassen, oder, wenn nicht, dass Sie Ihren Regenschirm dabeihaben. Es könnte ein nettes Gespräch sein oder, dass Ihnen jemand seinen Parkschein überlassen hat. Vielleicht sehen Sie auch etwas Hübsches, beispielsweise die erste voll erblühte Heckenrose des Jahres.

- Seien Sie sich der Situation in dem Augenblick, in dem sie sich ereignet, bewusst. Statt einfach darüber hinwegzugehen, verweilen Sie in der Situation (wie lange, das bestimmen Sie), sodass Sie die Situation spüren und in sich aufnehmen können. Riechen Sie den Duft der Rose. Betrachten Sie ihre Farbe. Streichen Sie über die Blütenblätter und spüren Sie, was das Gefühl in Ihnen auslöst. Spüren Sie die Freude? Vielleicht erst zart, zögerlich, doch dann, wenn Sie dem Gefühl der Freude Zeit geben und die Situation bewusst spüren, wird es sich mehr und mehr zeigen. Das Gehirn braucht einfach manchmal ein bisschen mehr Zeit. Und wenn Sie das schon lange nicht mehr gemacht haben, dann wird es wohl auch mal ein paar Tage Übung dafür brauchen. Machen Sie trotzdem weiter!
- Bevor Sie abends ins Bett gehen, lassen Sie alle angenehmen Ereignisse des Tages Revue passieren. Vielleicht halten Sie die drei schönsten Erlebnisse in einem Dankbarkeits-Tagebuch fest. Lassen Sie jede Situation noch einmal vor Ihrem geistigen Auge so plastisch wie möglich auftauchen und spüren Sie die Freude. Lächeln Sie ruhig dabei. Ihr Gehirn wird Ihr Lächeln registrieren, und das wirkt verstärkend auf Ihre Fähigkeit, Freude zu erleben.
- Verbinden Sie dieses Erlebnis nun mit Dankbarsein, indem Sie sich bewusst werden, wie kostbar es ist, in der Lage zu sein, diese Dinge oder Situationen, und seien sie auch noch so gewöhnlich, erleben zu können. Es ist ein Geschenk! Lassen Sie sich von der Erkenntnis, dass nichts selbstverständlich und alles unendlich kostbar ist, berühren. Dehnen Sie das Gefühl der Dankbarkeit und der Freude über diese Geschenke aus.
- Und nun wünsche ich Ihnen eine friedliche und gute Nacht!

Die Liebe als Verstärker

Wenn Sie diese Enwicklung verstärken möchten, dann bringen Sie zusätzlich die Liebe ins Spiel. Liebe und Dankbarkeit sind in allen Prozessen immer die stärksten Kräfte. Mit Liebe ist an dieser Stelle jedoch eine universelle Liebe gemeint, nicht die romantische Liebe zwischen zwei Menschen. Also das tiefe Berührtsein und die Verbundenheit, die Sie ergreifen können, wenn Sie mit den Wundern des Lebens in Kontakt kommen: einem Sonnenaufgang oder -untergang, dem ersten frischen Grün der Bäume und Pflanzen im Frühling, der Geburt eines Kindes oder dem Moment, in dem Ihnen bewusst wird, dass Ihr Leben einzigartig und kostbar ist.

Wenn Sie das Wunder Ihres lebendigen Körpers begreifen und sich von seiner Perfektion und Komplexität berühren lassen – auch wenn er gerade krank oder langsam so verbeult und zerknautscht wie ein altes Auto ist –, dann entsteht tiefe Liebe und Dankbarkeit über die Natur, die Schöpfung und dieses wundervolle Werkzeug – unser Zuhause in diesem Leben.
In diesem letzten Kapitel bringen wir noch einmal alles zusammen, was Sie durch die vorangegangenen Übungen kennengelernt haben: Ihre Fähigkeit, mit sich in Kontakt zu kommen, ohne sich durch Bewertungen und Gedankendramen ablenken zu lassen, Akzeptanz und Mitgefühl für sich zu entwickeln und die Aufmerksamkeit auf das zu lenken und darauf zu halten, was jetzt für Sie wichtig ist.
Sie sind nun bereit, diese Fähigkeiten für sich heilsam zu nutzen und Ihre Aufmerksamkeit noch stärker auf Heilung auszurichten.
Und so möchte ich Sie nun mit dieser Meditation in diese Art der geistigen Heilarbeit begleiten. Ich wünsche Ihnen von Herzen viel Freude damit!

HEILMEDITATION

Track 4

Machen Sie es sich in Ihrer bevorzugten Meditationshaltung gemütlich. Sie können Ihre Augen schließen, aber auch offen lassen. Tun Sie, was immer Ihnen angenehm ist.

- Erlauben Sie Ihrem Körper zunächst, völlig zur Ruhe zu kommen.
- Spüren Sie dann die Kontaktpunkte Ihres Körpers zum Untergrund.
- Lassen Sie Ihren Atem natürlich kommen und gehen und spüren Sie ihn für ein paar Atemzüge ganz bewusst.
- Alles kommt, alles geht. Gedanken, Geräusche, Körperempfindungen. Alles darf sein, sich wandeln und natürlich vergehen. Lassen Sie alles ziehen. Sollten Sie an irgendetwas »hängen geblieben« sein, dann lösen Sie sich sanft davon, indem Sie bewusst wieder zu Ihrem Atem zurückkehren und ihn spüren. Atemzug für Atemzug.
- Kommen Sie so vollständig zur Ruhe … Lassen Sie jegliche Restanspannung aus Ihrem Körper fließen. Alles locker lassen. Der Boden trägt Sie. Immer ein Stückchen mehr locker lassen.
- Ihr Atem fließt ruhig und gleichmäßig. Sie können es einfach geschehen lassen.
- Nachdem Sie so zur Ruhe gekommen sind, legen Sie Ihre Hände auf Ihr Herz oder Ihren Bauch. Spüren Sie die Berührung und halten Sie sich sanft und liebevoll.
- Nun formulieren Sie einen Heilungswunsch für sich selbst, etwa: »Möge ich mich gesund und kraftvoll fühlen« oder »Möge mein Herz ruhig und kraftvoll schlagen«, »Mögen alle meine Zellen sich regenerieren und kranke Zellen gegen neue und gesunde ausgetauscht werden« oder »Mögen alle meine Knochen stabil und kraftvoll sein.«
- Jetzt stellen Sie sich so plastisch wie möglich vor, wie der Wunsch sich in Ihnen

Geistige Hygiene

Auch wenn es schwerfällt: Hören Sie auf, im Internet nach Diagnosen zu suchen oder irgendwelche Forenbeiträge zu lesen! Das bringt Ihren Geist nur unnötig in Aufruhr und kann Sie in Panik versetzen. Natürlich ist es gut, wenn Sie sich informieren. Sobald Sie genug seriöse Fakten gesammelt haben, sollten Sie jedoch aufhören, sich weiter mit dem Thema zu befassen. Suchen Sie sich stattdessen einen Arzt oder Heilpraktiker, dem Sie vertrauen, und richten Sie Ihre ganze geistige Kraft auf Ihre Heilung und Entspannung aus. Dort sollte Ihr Fokus liegen. Denken Sie daran: Ihre Energie folgt Ihrer Aufmerksamkeit – immer! Meiden Sie Menschen, die dauernd über Ihre Krankheit sprechen wollen und sonst nichts Lebendiges in Ihr Leben bringen.

manifestiert. Sehen Sie vor Ihrem geistigen Auge, wie Nervenzellen wachsen, Muskeln und Knochen sich aufbauen, entartete Zellen vom Körper erkannt, aufgelöst und abtransportiert werden, neue, von innen leuchtende, gesunde Zellen entstehen, wertvolle Nährstoffe vom Blut zu den Zellen transportiert und dann durch die Zellwände aufgenommen werden. Fühlen Sie, wie Ihr ganzer Körper vor Lebendigkeit und Glück pulsiert.

- Stellen Sie sich außerdem vor, wie ein helles, klares Licht Ihren Körper förmlich durchstrahlt, angenehm wärmt und ihn zum Leuchten bringt.
- Spüren Sie Freude und Dankbarkeit, dass Ihr Körper so wundervoll funktioniert, und lassen Sie dieses Gefühl immer größer werden. Lassen Sie dieses Glücksgefühl und Ihre liebende Zuneigung für dieses Wunderwerk durch Ihren ganzen Körper strömen, solange Sie mögen.
- Zum Abschluss der Meditation atmen Sie noch einmal tief ein und aus. Lösen Sie nun langsam Ihre Hände von Ihrem Körper, öffnen Sie Ihre Augen und lösen Sie dann Ihre Meditationshaltung langsam und behutsam wieder auf.
- Bewahren Sie Ihr inneres Leuchten, Freude und Dankbarkeit solange wie möglich.

Die Heilmeditation gelingt überall

Führen Sie diese Heilmeditation täglich durch, so lange, wie Sie mögen. Sie können damit einen Heilungsprozess begleiten. Außerdem können Sie die Meditation auch immer in solchen Momenten praktizieren, in denen Sie beginnen, sich Sorgen zu machen. Sie entfaltet ihre heilsame Wirkung auch, wenn Sie nicht an Ihrem Meditationsplatz sind, sondern beispielsweise Bahn fahren oder irgendwo sitzen und warten und von Sorgen überfallen werden. Unterbrechen Sie die negativen Gedanken, indem Sie in den Bereich, der Ihnen Kummer bereitet, direkt einen guten Wunsch schicken, Licht visualisieren und sich vorstellen, wie heilende Reparaturprozesse in Ihrem Inneren ablaufen.

Sie können diese Meditation nach Belieben weiter verfeinern. Der hier vorgestellte Ablauf ist nur ein Vorschlag, keine in Stein gemeißelte Regel. Sie können in Ihrer Fantasie durch Ihren ganzen Körper wandern oder sich nur auf die Region konzentrieren, die Ihre Aufmerksamkeit besonders benötigt. Stellen Sie sich bitte alles so plastisch wie möglich vor. Wenn Sie wissen wollen, wie es im menschlichen Körper aussieht, dann werfen Sie einfach einen Blick in einen Anatomieatlas.

Die Natur ist heilsam

Bringen Sie möglichst viel Schönheit, Licht und Lebendigkeit in Ihr Leben. Das können eine Zimmerpflanze, ein Haustier, aber auch regelmäßige Spaziergänge in der freien Natur oder täglich ein paar Minuten in der Sonne auf dem Balkon sein. Wir Menschen sind Teil der Natur. Die Natur heilt uns, wenn wir uns wieder mit ihr verbinden. Für viele fühlt sich ein Gang in die Natur an, als würden sie nach Hause kommen. Und das ist auch so. Wir kommen heim. Zurück zu unserem Ursprung. Heim zu dem, was wir sind. In der Natur dürfen wir sein, wie wir sind. Und in der Natur sind diese Prozesse, die wir in Erkrankungsphasen erleben, vollkommen normal. Sie gehören zum natürlichen Wandlungsprozess des allgegenwärtigen Werdens und Vergehens. Wir können dieses Werden und Vergehen immer dann sehr deutlich wahrnehmen, wenn wir uns durch die Jahreszeiten bewegen oder wenn wir die Vegetation beobachten. Alles kommt und geht. Nichts bleibt. Alles ist einem steten Wandel unterworfen. Aus allem, was war, entsteht etwas Neues. In der Natur geht nichts verloren. Sie stellt einen immerwährenden Kreislauf der Erneuerung dar.

Und manchmal, wenn ein Mensch am Ende seines Weges steht, kann Heilung bedeuten, dass er sich wirklich tief mit seinem Einssein mit der Natur und mit diesem Kreislauf verbunden hat. Es ist ihm dann zu wünschen, dass er annehmen kann, dass alles gut war und alles gut ist, so, wie es ist. Dem Ziehen der Gänse nachzuschauen und zu wissen, alles hat seine Zeit, kommt, bleibt eine Weile und vergeht schließlich, wohnt eine große heilende Kraft inne.

NATURMEDITATION

Am schönsten ist diese Meditationsübung, wenn Sie es sich an einem angenehmen Ort in der Natur bequem machen können – etwa im Garten oder auf einer Wiese am Ufer eines Sees. Machen Sie es sich in Ihrer bevorzugten Meditationshaltung gemütlich. Sie können sich auch gerne hinlegen.

- Erlauben Sie Ihrem Körper, hier zur Ruhe zu kommen.
- Spüren Sie die Erde unter sich. Vielleicht ist sie weich oder hart. Feucht oder trocken. Spüren Sie, wie sie Sie trägt und hält.
- Bleiben Sie für ein paar Atemzüge bei Ihrem Atem und lassen Sie so auch Ihren Geist zur Ruhe kommen.
- Öffnen Sie nun Ihre Sinne. Nehmen Sie alles ganz bewusst wahr: Geräusche, Körperempfindungen, Gerüche, vielleicht den Wind, der durch Ihr Haar streicht, die Sonne, die Ihre Haut wärmt.
- Beobachten Sie, wie die Dinge kommen und gehen. Vögel ziehen am Himmel, Geräusche tauchen auf, ebben ab. Blätter fallen. Betrachten Sie die Blätter, die schon eine Weile am Boden liegen. Nichts geht verloren, es verwandelt sich nur.
- Alles hat seine Zeit: Keimen, Wachsen, Blühen, Reifen, Vergehen. Der Zyklus des Lebens seit anfangslosen Zeiten. Es war, es ist, es wird sein. Immer.
- »Mögen Sie glücklich sein und die Ursachen des Glücks besitzen. Mögen Sie voller Liebe und Dankbarkeit sein. Mögen Sie in großer Klarheit und Gleichmut verweilen.«
- Verharren Sie noch so lange, wie es Ihnen angenehm ist, und lassen Sie das, was Sie erfahren und erlebt haben, nachwirken.

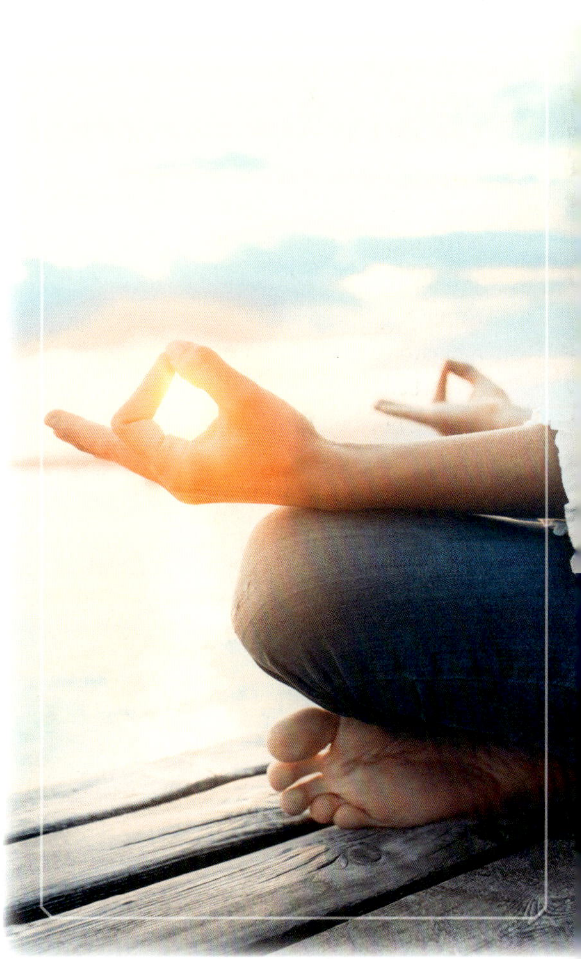

So kommen Sie wieder in Kontakt mit sich, Ihrem Körper und der Natur.

Bücher und Adressen, die weiterhelfen

Bücher

Meibert, Petra; Lehrhaupt, Linda: **Stress bewältigen mit Achtsamkeit**. Kösel 2010

Williams, Mark; Penman, Dany: **Meditation im Alltag – Buch mit CD**. Goldmann-Arkana 2011

Schneider, Maren: **Stressfrei durch Meditation: Das MBSR-Kursbuch nach der Methode von Jon Kabat-Zinn – Buch mit CD**. O.W. Barth 2012

Jung, C.G.: **Die Beziehungen zwischen dem Ich und dem Unbewussten**. DTV Taschenbuch

Ricard, Matthieu: **Allumfassende Nächstenliebe. Altruismus – die Antwort auf die Herausforderungen unserer Zeit**. Edition Blumenau

Aus dem GRÄFE UND UNZER VERLAG

Daiker, Ilona: **Gelassen wie ein Buddha: Meditationen und Achtsamkeitsübungen für 52 Wochen** (Tischaufsteller)

Eßwein, Jan Thorsten: **Achtsamkeitstraining** (mit CD)

Hoffmann, Ulrich: **Meditation – Mein Übungsbuch für mehr Wohlbefinden und Gelassenheit**

Hoffmann, Ulrich: **Mini-Meditationen**

Mannschatz, Marie: **Buddhas Anleitung zum Glücklichsein** (mit CD)

Mannschatz, Marie: **Meditation – Mehr Klarheit und innere Ruhe** (mit CD)

Mannschatz, Marie: **Mit Buddha zur inneren Balance** (mit CD)

Mannschatz, Marie;
Baur, Angelika: **Buddhas Herzmeditation** (mit CD)

Schneider, Maren: **Crashkurs Meditation** (mit CD)

Schneider, Maren: **Der kleine Alltagsbuddhist**

Schneider, Maren: **Die Buddha-Box**

Adressen

Meditationskurse

Benediktushof
Zentrum für spirituelle Wege
Klosterstr. 10
97292 Holzkirchen
Tel.: 093 69/98 38-0

BUDDHA-HAUS Meditations- und Studienzentrum e.V.
Uttenbühl 5
87466 Oy-Mittelberg
Tel.: 083 76/502
info@buddha-haus.de,
www.buddha-haus.de

Dharmazentrum Möhra
Hoffmannshöhe 1
36433 Moorgrund
Tel.: 036 95/85 07 52
dharmazentrum-moehra@gmx.de
www.dharmazentrum-moehra.de

Haus der Stille e.V.
Mühlenweg 20, 21514 Roseburg
Tel.: 041 58/214
info@hausderstille.org
www.hausderstille.org

Institut für Achtsamkeit Düsseldorf
Maren Schneider, Bahlenstr. 42
40589 Düsseldorf
Tel.: 02 11/220 41 26
info@msbr-duesseldorf.de,
www.achtsamkeit-duesseldorf.de

Waldhaus am Laacher See
Heimschule 1
56645 Nickenich
Tel.: 026 36/33 44
info@buddhismus-im-westen.de
www.buddhismus-im-westen.de

MBSR/MBCT-Verband
Muthesiusstr. 6, 12163 Berlin
Tel.: 030/79 70 11 04
kontakt@mbsr-verband.org
www.mbsr-verband.org

Schweiz

Stiftung Felsentor
Romiti/Rigi, CH-6354 Vitznau
Tel.: 00 41/(0)41/397 17 76
info@felsentor.ch
www.felsentor.ch

Meditationszentrum Beatenberg
CH-3803 Beatenberg
Tel.: 0041/(0)33/841 21 31
info@karuna.ch, www.karuna.ch

Österreich

Buddhistisches Zentrum Scheibbs
Ginselberg 12
A-3270 Scheibbs/Neustift
Tel.: 00 43/(0)74 82/424 12
bz.scheibbs@gmx.at, www.bzs.at

Register

Übungen und Meditationen

Mehr Energie, mehr Wohlbefinden!

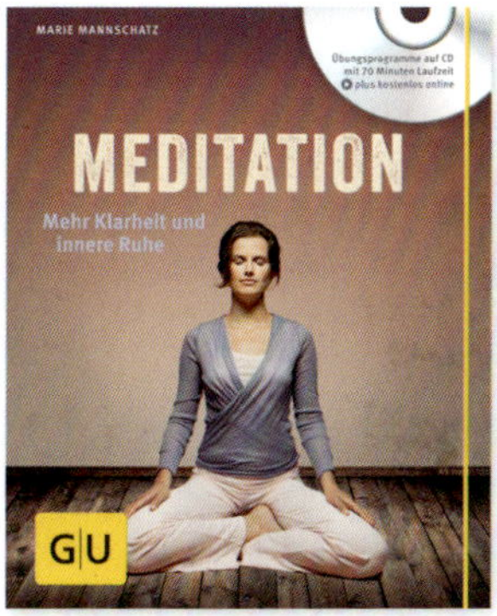

ISBN 978-3-8338-4570-3

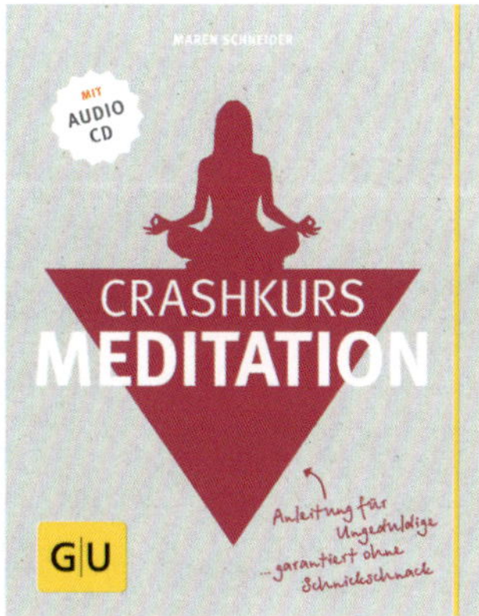

ISBN 978-3-8338-2351-0

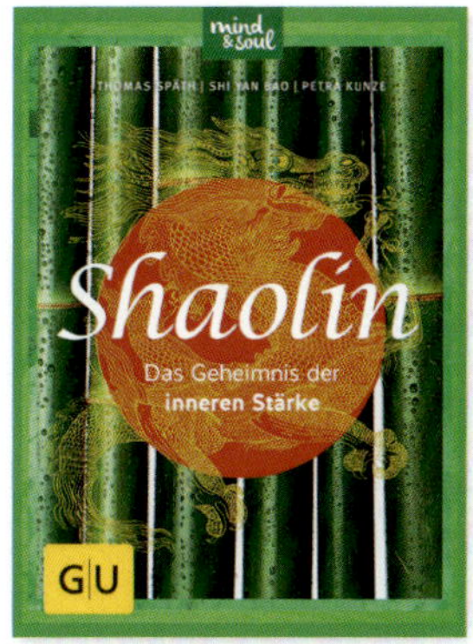

ISBN 978-3-8338-6381-3

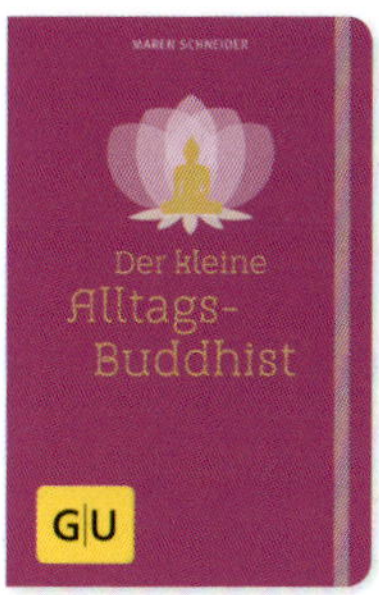

ISBN 978-3-8338-2901-7

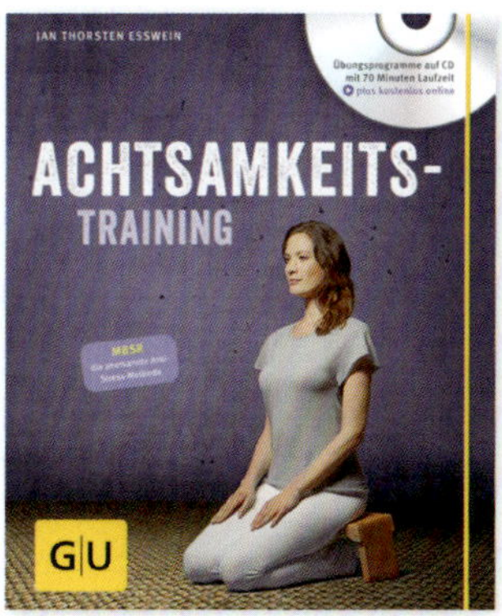

ISBN 978-3-8338-4829-2

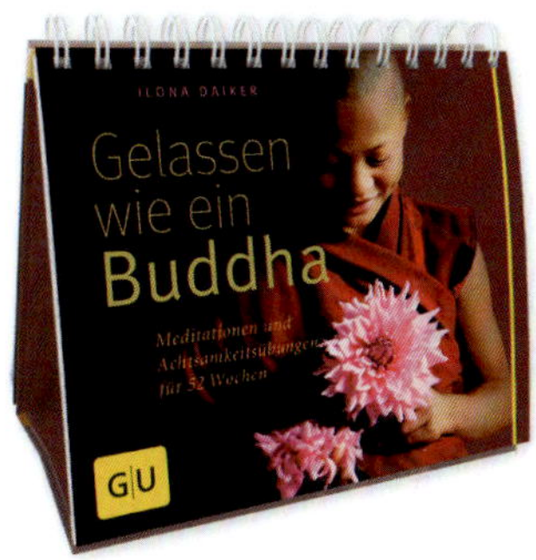

ISBN 978-3-8338-1274-3

Alle hier vorgestellten Bücher sind auch als eBook erhältlich.

Mehr von GU auf **www.gu.de** und
facebook.com/gu.verlag

G|U
Willkommen im Leben.

Projektleitung: Ilona Daiker

Lektorat: Janette Schroeder

Bildredaktion:
Nadia Gasmí

Umschlaggestaltung & Layout:
independent Medien-Design, Horst Moser, München

Herstellung: Markus Plötz

Satz: Uhl + Massopust, Aalen

Lithos: Repro Ludwig, Zell a. See

Druck und Bindung:
Print Consult, München

ISBN 978-3-8338-5982-3

2. Auflage 2018

www.facebook.com/gu.verlag

GRÄFE UND UNZER

Ein Unternehmen der
GANSKE VERLAGSGRUPPE

Bildnachweis
F1 Online: Seite 11; Fotolia: Seite 64, 69, 76; Getty Images: Seite 31, 42, 50; Imago: Seite 59; Plainpicture: Cover, Seite 19, 26; Johannes Rodach: Seite 4, 24, 25; Stocksy: Seite 2, 13, 17, 70

Syndication
www.seasons.agency

Ein Unternehmensbereich der Stockfood GmbH

CD
Autorin und Sprecherin:
Maren Schneider

Produktion
VIAS ENTERTAINMENT,
VIAS ENTERTAINMENT is a unit of the VIAS PROJECTS GMBH

Wichtiger Hinweis
Die Inhalte des vorliegenden Ratgebers wurden sorgfältig recherchiert und haben sich in der Praxis bewährt. Alle Leserinnen und Leser sind jedoch aufgefordert, selbst zu entscheiden, ob und inwieweit sie die Anleitungen und Anregungen umsetzen wollen und können. Die Autoren und der Verlag übernehmen keine Haftung für die Resultate.

QUALITÄTS G|U GARANTIE

Liebe Leserin, lieber Leser,

haben wir Ihre Erwartungen erfüllt? Sind Sie mit diesem Buch zufrieden? Haben Sie weitere Fragen zu diesem Thema? Wir freuen uns auf Ihre Rückmeldung, auf Lob, Kritik und Anregungen, damit wir für Sie immer besser werden können.

GRÄFE UND UNZER Verlag
Leserservice
Postfach 86 03 13
81630 München
E-Mail:
leserservice@graefe-und-unzer.de

Telefon: 00800 / 72 37 33 33*
Telefax: 00800 / 50 12 05 44*
Mo–Do: 9.00 – 17.00 Uhr
Fr: 9.00 – 16.00 Uhr
(gebührenfrei in D, A, CH)*

Ihr GRÄFE UND UNZER Verlag
Der erste Ratgeberverlag – seit 1722.

Umwelthinweis
Dieses Buch ist auf PEFC-zertifiziertem Papier aus nachhaltiger Waldwirtschaft gedruckt.